# Burnout - Syndrom

## Krise oder Chance?

... oder wie ein Betroffener das

Erschöpfungssyndrom erklärt.

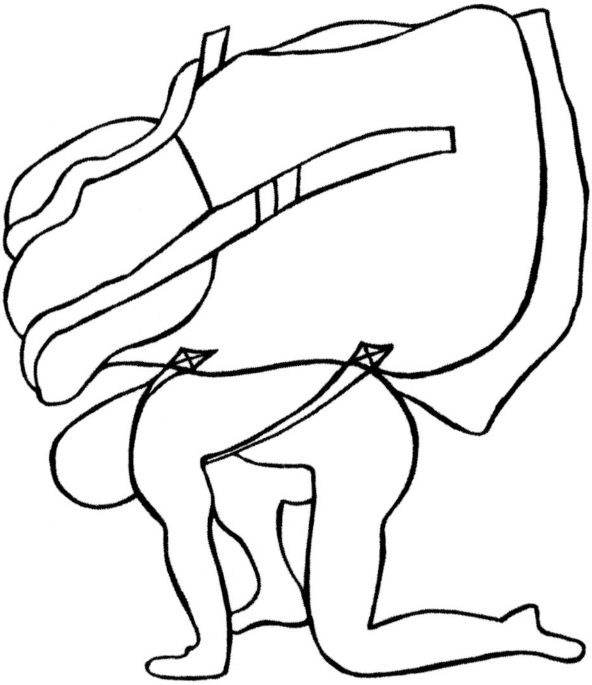

Herstellung und Verlag: Books on Demand GmbH, Norderstedt

ISBN 978-3-8370-6393-6

4. Auflage 2009

Illustrationen: Gabriele Kuhn, www.gabriele-kuhn.de

Lektorat: DRUCKREIF GbR Trier, www.textagentur-druckreif.de

Autorenfoto: Foto Ecke Morbach, www.morbacher-fotoecke.de

# Danksagung

Zuerst möchte ich meiner Mutter und meinen Geschwistern danken, die zwar meine Probleme nicht immer verstanden, aber dennoch immer zuhörten und mir ihre Hilfe anboten.

Während meiner Klinikaufenthalte lernte ich einige Mitpatienten kennen, die mich an ihrem Schicksal teilhaben ließen, sich stets nach meinem Befinden erkundigten und mich auch zu diesem Buch ermuntert haben. Danke.

Danke auch an meinen Therapeuten und Arzt, Herrn Jürgen Horn, der mich während der Therapie optimal betreute und mich ebenfalls zu diesem Buch ermutigte.

Danke auch an meine Kunden, die mich in schweren Zeiten, in denen ich arbeitsunfähig war, nicht fallen ließen und stets Verständnis zeigten.

Danke auch an all die anderen Freunde, die sich immer wieder nach mir erkundigten und ihre Hilfe anboten.

# Inhaltsverzeichnis

# 1 Vorwort

Der bekannte Burnout-Fachmann Matthias Burisch hat das Burnout-Syndrom einmal eine *„begriffliche Qualle"* genannt. Will man es in die Hand nehmen und begreifen, dann quillt die wabernde Masse zwischen den Fingern hindurch und entgleitet. So hat man, um zu beschreiben, was ausgebrannte Menschen erleben, Listen mit über 100 Symptomen zusammengestellt und Verläufe mit 4, 7, 8 oder 10 Stadien beschrieben – je nach Autor. Noch unübersichtlicher sind die Theorien zur Entstehung dieses Erschöpfungszustandes und noch zahlreicher die Therapieangebote zur Krankheit des Ausbrennens. Von Psychopharmaka bis zum Flow-Coaching, vom Reha-Aufenthalt bis zur schamanistischen Reise wird alles geboten und als Erfolg versprechend angepriesen.

Nicht erst seit Sportler wie Sven Hannawald oder Sebastian Deisler, Popstars wie Mariah Carey oder Ricky Martin sich geoutet haben, ahnt man, wie häufig das Krankheitsbild „Burnout" ist. Und nicht erst seit sich der Nirvana-Sänger Kurt Cobain mit seinem Lebensmotto „It's better to burn out than to fade away“ (besser ausbrennen als verblassen) erschossen hat, weiß man um schwere Auswüchse solcher Erkrankungen. Jeder von uns kann betroffen sein. 20 - 25 % aller Menschen leiden irgendwann in ihrem Leben einmal unter dem Burnout-Syndrom. Besonders betroffen sind Helfer- und Dienstleistungsberufe, aber es kann tatsächlich jeden treffen.

Wie soll ein Betroffener sich im Dschungel der Theorien zurechtfinden? Wie soll man die Tiefen der Therapieangebote ausloten, wie aus einer Qualle etwas Griffiges machen? Es muss jemand wie Sascha Dengel kommen, ein medizinischer Laie und jemand, der in seinem Leben früher nicht viel mit Psychologie am Hut hatte, aber einer, der sich trotzdem einer Herausforderung zu stellen weiß.

Sascha Dengel, der Autor des Buches, ist ein typisches Quallenopfer, ein Kandidat fürs Ausbrennen: selbständig, ein Selfmade-man, ein Kopfmensch, ein Selbstausbeuter, ganz ohne Star-Allüren, aber mit dem unbedingten Willen für andere da zu sein –

und vor allem jemand, der es nicht gut aushält, mit seinem Latein am Ende zu sein. Gerade deshalb ist er aber nicht nur Opfer, sondern eben auch ein Quallenfänger geworden, jemand der Lösungen entwickelt und dafür zur Not auch über den Tellerrand schaut. Und so hat sich der Fachmann für IT-Solutions auf den Weg gemacht, um ein Projekt anzufangen, das sich nur wenige in seiner Lage zugetraut hätten: Er hat als Betroffener ein Buch über das Burnout-Syndrom und über seine ganz konkreten Erfahrungen damit geschrieben.

Das Buch ist ein Schatz der Selbsthilfeliteratur. Es ist geradezu genial einfach gehalten, grundehrlich und bescheiden: Nie wird ideologisch verbohrt argumentiert, nie wird schulmeisterlich geraten, immer wird auf die Erfahrung als Lehrmeister verwiesen, und immer schwingt an den wesentlichen Stellen ein ebenso respektvolles wie vorsichtiges *„Es könnte natürlich bei anderen auch anders sein“* zwischen den Zeilen mit.

Schließlich ist das Buch eine Fundgrube für alle, die ebenfalls gerne über den Tellerrand schauen. Dabei verliert es sich nicht in uferlosem Philosophieren, wozu doch gerade Themen wie die Traditionelle Chinesische Medizin oder die Achtsamkeit einladen. Das Buch ist schließlich für Erschöpfte gedacht – und hier ist der Autor herrlich mitfühlend mit seinem Leser, indem er unnötige Längen vermeidet. Zum Nachlesen gibt es das Literaturverzeichnis.

Ich habe Sascha Dengel in meiner Eigenschaft als Arzt und Psychotherapeut kennen gelernt. Sehr früh während unserer zahlreichen und guten Gespräche habe ich gemerkt, dass er die Dinge auf seine eigene Art und Weise verstehen muss: Manchmal war ich versucht, mehr psycho-logisch als logisch zu argumentieren – er gerade umgekehrt. Manchmal hatte ich auch Bedenken wegen einiger seiner Therapieansätze in der Vergangenheit, wozu die Cholincitrat-Infusionen gehörten: Er ließ sich nicht beirren, denn er ist Ingenieur und Techniker, und was funktioniert, das ist für ihn wert, aufgehoben und durchdacht und weiterempfohlen zu werden. So einfach ist das!

Und so bin ich froh, dass er auch auf meinen letzten Rat nicht gehört hat. Als er die AHG Klinik Berus verließ, war er nämlich noch nicht in seiner alten Form, 50 % - 60 % seines alten Energieniveaus hatte er – wenn ich recht erinnere – wieder. Trotzdem ging er in der Absicht, wieder zu arbeiten und zusätzlich das Buch zu schreiben. Ich habe ihn vor erneuter Selbstüberforderung gewarnt. Er hat auf seine ihm eigene Art milde gelächelt und für den Rat gedankt...

Sascha Dengel hat ein wunderbares Buch geschrieben und damit an den roten Faden seines Lebens wieder anknüpfen können: Lösungen entwickeln – nie für sich alleine, sondern immer auch und gerade für andere, die es nötig haben. Und wenn das kein Therapieerfolg ist: am roten Faden seines Lebens dranbleiben, trotzdem es nicht immer leicht ist!

Ich wünsche dem Buch von Herzen viel Erfolg. Es gehört zu den wenigen Laien-Selbsthilfebüchern über Burnout, die aus einer begrifflichen Qualle ein handzahmes Eichhörnchen machen.

Überherrn im September 2008

Jürgen Horn
Facharzt für Psychosomatische Medizin,
Psychiatrie und Psychotherapie

# 2 Einleitung

Als ich 1996 zum ersten Mal unter einem Burnout-Syndrom litt, hatte ich selbst keine Ahnung, um was es sich da handelte. Der Begriff selbst war noch nicht so bekannt, die Psychosomatik erfuhr noch relativ wenig Beachtung.

Heute ist es so, dass der Begriff Burnout durch die Erschöpfungszustände Prominenter bekannt geworden ist und die breite Öffentlichkeit sich etwas darunter vorstellen kann. Die Psychosomatischen Kliniken sind überfüllt, lange Wartezeiten die Regel. Termine zur ambulanten Psychotherapie sind auch schwer zu bekommen. Mein Hausarzt sagte mir kürzlich, dass bereits mehr als die Hälfte aller Patienten keine Beschwerden mehr haben, die auf organische Schäden zurückzuführen sind.

Nun, ich war 2007 zum zweiten Mal in meinem Leben zu einer stationären Behandlung in einer psychosomatischen Klinik und konnte meine Erfahrungen mit dem Burnout-Syndrom erheblich ausbauen. Abgesehen davon, dass ich meine Arbeitsfähigkeit wiedererlangte, stellte ich aber auch fest, dass zwar die meisten Patienten denken, sie wüssten, was ein Burnout ist, bei genauer Nachfrage aber nicht erklären können, was das eigentliche Problem ist.

Mein Therapeut sagte schon bei meinem ersten Klinikaufenthalt zu mir, ich sei ein kognitiver Mensch (also ein Mensch, der alles verstehen will). Damals habe ich dem wenig Bedeutung beigemessen. Aber er hatte recht: Sobald ich etwas genau verstehe, kann ich besser damit umgehen. Dies habe ich schon mehrmals an mir festgestellt. Also habe ich mir die letzten 11 Jahre intensiv Gedanken darüber gemacht, was ein Burnout-Syndrom ist und wie man damit umgehen kann.

Ich kann mir vorstellen, dass es auch anderen Menschen so geht und dass sie besser verstehen möchten, wie sie mit dem Zustand eines Burnouts umgehen können. Deshalb habe ich dieses Buch geschrieben. Meine Erfahrungen und mein Verständnis eines Burnouts haben mir immer wieder geholfen, damit umzugehen und meine Arbeitsfähigkeit wiederherzustellen.

Lassen Sie mich aber gleich klarstellen: Ich bin kein Mediziner oder Psychologe. Ich habe auch nicht vor, ein solcher zu werden. Ich bin Ingenieur, der in seinem eigenen Unternehmen arbeitet und damit sehr zufrieden ist. Alles, was ich hier in diesem Buch schreibe, entspricht meinen persönlichen Erfahrungen, die ich mit meinem Erschöpfungssyndrom gemacht habe. Ich denke, dass diese Erfahrungen anderen Patienten helfen *können*, aber nicht *müssen*! Insofern gebe ich hier KEINE medizinischen Ratschläge, sondern schildere lediglich meine persönlichen Erfahrungen und stelle das Modell vor, mit dem ich mir das Syndrom erklären kann.

Vergessen Sie bitte nie, der Mensch ist ein Individuum. Anatomisch sind wir zwar weitestgehend identisch, aber ansonsten reagieren wir sehr individuell auf äußere und innere Belastungen. Die Behandlung eines Burnout-Patienten kann äußerst schwierig sein. Zu viele unterschiedliche Stressoren können zu dem Zustand führen, ganz unterschiedliche Symptome auftreten. Viele der Symptome können genauso gut organische Ursachen haben, weshalb eine Abklärung auf organische Defekte immer zuerst vorzunehmen ist. Bei der Therapie ist auch immer die Ausgangssituation des Patienten zu berücksichtigen.

Was ich empfehlen würde, wenn man mich um Rat fragte:

- Haben Sie Geduld mit Ihrem Hausarzt. Die Abklärung auf organische Defekte ist wichtig und kann etwas dauern. Andererseits hat es mich z. B. auch beruhigt, zu erfahren, dass ich organisch gesund war (Schwindel z. B. kann auch an Augen, Ohren, HWS, Herz u. a. liegen)
- Steht fest, dass Sie unter psychosomatischen Beschwerden leiden, gehen Sie zu einem Facharzt oder Psychotherapeuten.

Insgesamt glaube ich, dass für eine optimale Behandlung sowohl der Arzt als auch der Therapeut vonnöten ist. Warum das so ist, erkläre ich später noch. Nichtsdestotrotz halte ich es aber für ungünstig, mit der Einstellung „Jetzt machen Sie mal“ zum

Arzt oder Therapeuten zu gehen. Niemand hat an Ihrer Gesundheit ein so großes Interesse wie Sie selbst. Deshalb arbeiten Sie am besten aktiv mit. Darunter verstehe ich z. B.,

- dass Sie Fragen stellen, um den Therapieansatz zu verstehen,
- dass Sie sich Medikamente (Wirkungsweise und Nebenwirkungen) erklären lassen,
- dass Sie Problem, Ursache und Wirkung verstehen lernen,
- dass Sie auf Ihre Symptome, und wann sie auftreten, achten, um sie später genauer beschreiben zu können.

Ich selbst habe in den letzten Jahren auch einige Bücher zum Thema gelesen. Aber ein Buch „von Patient für Patient" geschrieben ist eher selten. Wenn ich selbst dieses Buch bei meiner ersten Burnout-Krise (die auch die Schlimmste war) gehabt hätte, wäre mir viel Leid erspart geblieben.

Ziel dieses Buches ist es deshalb, dass der Leser (i. d. R. Betroffener und kein Arzt) versteht, was ein

Burnout-Syndrom ist und wie er das Syndrom bewerten kann.

Haben Sie erst mal verstanden, wie man mit Erschöpfungszuständen wie dem Burnout umgehen kann, haben Sie die Möglichkeit, aus der **Krise** eine **Chance** zu machen. Dazu bedarf es lediglich einer gewissen Geisteshaltung und der Bereitschaft, sein Leben zu ändern. Lassen sich mich deshalb erst erklären, was ich unter einem Burnout-Syndrom verstehe, wie man es behandeln kann, wie man vorbeugen kann. Schließlich möchte ich aufzeigen, wie man aus der Krise eine Chance machen kann. Eine Chance auf ein besseres und gesünderes Leben.

# 3 Modell

Bevor ich das Modell vorstelle, mit dem ich das Syndrom beschreibe, muss ich zum besseren Verständnis erst noch ein paar Begriffe erklären.

Wenn seelische Ursachen zu körperlichen Problemen führen, oder umgekehrt, dann befinden wir uns medizinisch innerhalb der Psychosomatik. Das Wort kommt aus dem Griechischen und setzt sich aus Psyche (Seele) und Soma (Körper) zusammen.

Das Burnout-Syndrom ist ein Erschöpfungszustand und keine Krankheit! Wahrscheinlich gibt es deshalb auch in Deutschland keine zulässige Diagnose „Burnout“. Diagnostiziert werden in der Regel die Symptome, unter denen man leidet. Burnout (*engl.* für ausgebrannt) bezeichnet einen Zustand des vegetativen Nervensystems, der dem Menschen Probleme (in Form von Symptomen) bereitet.

Die Schwierigkeit, Beschwerden auf einen Burnout zurückzuführen, habe ich bereits erwähnt. Oftmals ist es ein längerer medizinischer Leidensweg, bis die Ärzte feststellen, dass es sich nur noch um eine psychosomatische Störung handeln kann. Das ist dann auch der Zeitpunkt, ab dem man sich damit beschäftigen sollte, womit man es zu tun hat.

Anfangen sollte man vielleicht damit, zu erklären, dass das menschliche Nervensystem in ein bewusstes und ein unbewusstes (vegetatives) Nervensystem einzuteilen ist. Für uns interessant ist hier das vegetative Nervensystem. Dieses steuert völlig unbewusst alle unsere Organe und Körperfunktionen. Wenn man das vegetative Nervensystem mal unter technischem Gesichtspunkt betrachtet, dann muss man feststellen, dass die Natur hier wirklich ein Meisterwerk geschaffen hat. Vielleicht ist es deshalb auch so kompliziert.

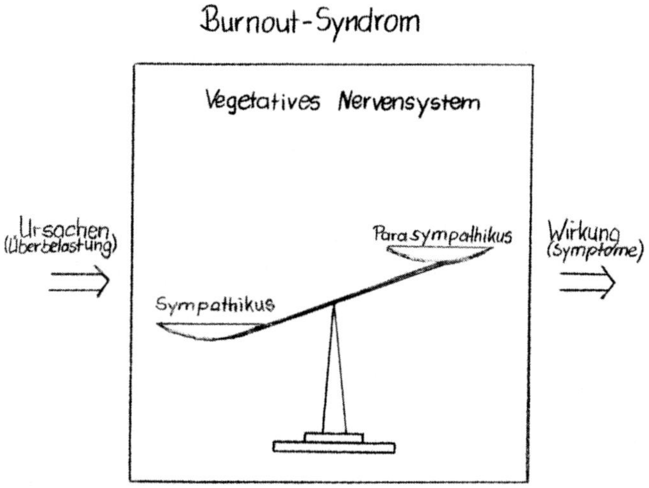


Abb. 1

Das vegetative Nervensystem ist in zwei Systeme unterteilt: den Sympathikus und den Parasympathikus. Beide haben unterschiedliche Aufgaben, die medizinisch so weit geklärt und nachzulesen sind. Die Liste, welches System für was zuständig ist, ist lang. Merken kann man sich z. B., dass der Sympathikus immer dann aktiv ist, wenn der Körper schnell Energie braucht. Auch bei Konzentration ist der Sympathikus aktiv, während der Parasympathikus bei langsamen, gleichmäßigen Bewegungen oder beim Schlafen (d. h. in Ruhe) aktiv ist. Entscheidend ist nun die Tatsache, dass beide Systeme in einer

Art zueinander stehen sollen, die man mit einer Waage vergleichen kann (Abb. 1). Das heißt, wenn das eine System wesentlich stärker belastet wird als das andere, dann kommt es zu einem Ungleichgewicht. Beim Burnout wäre das wie in Abb. 1 dargestellt eine übermäßige Belastung des Sympathikus. Das vegetative Ungleichgewicht nennen Mediziner auch *vegetative Dystonie*.

Die Reihenfolge ist also diese: Durch bestimmte Ursachen kommt es zur Überbelastung des Sympathikus und zur Unterbelastung des Parasympathikus. Dies ist ein Zustand, der langfristig die Organe schädigen würde. Das vegetative Nervensystem ist nun so programmiert, dass es das natürlich verhindern will. Was macht es also? Es sendet Signale aus (in Form von Symptomen), um dem Menschen mitzuteilen, dass er etwas an seinem Verhalten ändern muss, damit es nicht zu ernsten Schäden kommt.

So betrachtet, könnte man sagen, das vegetative Nervensystem ist unser Freund, der uns vor Schaden bewahren will. Da wir aber nicht immer zuhören, werden die Signale immer stärker und führen letztlich zu Beschwerden, die uns zwingen, einen Arzt aufzusuchen. Bis dahin ist im Grunde alles in Ordnung: eine ganz natürliche Reaktion des Körpers auf übermäßige Belastung. Deshalb ist es auch nicht sinnvoll, den Burnout als Krankheit zu bezeichnen.

Zusammenfassend kann man sagen, dass ein Burnout-Zustand ein vegetativer Erschöpfungszustand ist, bei dem es zu Beschwerden kommt, die jemanden arbeitsunfähig machen bzw. die die Leistungsfähigkeit erheblich beeinträchtigen. So definiere ich den Burnout-Zustand.

Mit dem soeben beschriebenen Modell (Abb. 1) kann ich das Problem eines Burnout-Zustands besser erklären. Doch dazu etwas später.

## 3.1 Ursache

Nachdem ich beschrieben habe, wie ich einen Burnout definiere, wende ich mich nun den Ursachen zu. Was kann alles zu einer Überlastung des vegetativen Nervensystems führen und damit den Zustand Burnout auslösen?

Allgemein würde ich sagen, dass es meistens mehrere Faktoren im Leben eines Patienten gibt, die zu einem Burnout führen. Psychologen beschreiben den Burnout auch als multifaktoriell bedingt. In den wenigsten Fällen, von denen ich gehört habe, war es nur eine berufliche oder nur eine familiäre Überlastung. Oftmals kommen 2 - 3 Faktoren zusammen, die sich oft auch wechselseitig bedingen (d. h., der eine Faktor führt zum anderen).

Prinzipiell kann man die Ursachen auch als Stress bezeichnen. Stress ist zunächst einmal etwas Alltägliches. Stressreaktionen sind im ursprünglichen Sinne gesunde, natürliche Reaktionen bei zunehmender Anspannung. Man unterscheidet allgemein negativen und positiven Stress. Wenn ich im Folgenden von Stress schreibe, meine ich natürlich den negativen Stress.

Stress entsteht, wenn sich eine Person durch kurz- oder langfristige Stressoren (Stress-Auslöser) belastet fühlt und in einen unangenehmen Spannungszustand gerät. Dieser Spannungszustand belastet das vegetative Nervensystem und führt zum Ungleichgewicht, sofern der Stress nicht durch ausreichend Entspannung kompensiert werden kann.

Die Stressoren unterscheidet man nun in interne und externe Stressoren.

### 3.1.1 Externe Stressoren

Externe Stressoren sind Belastungen, die durch die Umwelt erfolgen. Diese können z. B. sein:

- Auferlegtes Arbeitspensum
- Lärm
- Mobbing
- Vorgegebener Zeitdruck
- Überlastung in Haushalt und Familie
- Partnerschaftsprobleme
- Familiäre und berufliche Probleme
- Erkrankung Angehöriger

- Schicksalsschläge, Unfälle (dadurch bedingte Traumata)

Bei der Vielzahl von möglichen äußeren Belastungen wird jedem direkt klar sein, dass man die individuellen Ursachen nur im Rahmen einer Psychotherapie wirklich ergründen kann.

Zu wissen, was zum Burnout geführt hat, ist unerlässlich. Einerseits hilft es durch besseres Verständnis bei der Behandlung eines akuten Zustands. Anderseits will man ja auch vermeiden, nochmals in einen akuten Burnout-Zustand zu kommen. Gerade die externen Stressoren können wir zwar nicht immer ausschließen, aber inwieweit wir sie durch unser Verhalten provozieren und wie wir damit umgehen, daran können wir arbeiten.

Wenn man z. B. beruflich stark belastet wird, sollte man für den notwendigen Ausgleich sorgen (Sport, Schlafen, Entspannen) und in keinem Falle eine zusätzliche Aufgabe, die belastet, annehmen. Man muss einfach lernen, wie viel man sich zumuten kann. Das kann ein langer Lernprozess sein.

Manchmal ist man aber auch machtlos und gerät unverschuldet in eine langjährige Überlastung und erkennt sie zu spät. Urteilen Sie deshalb nicht zu streng mit sich. *Ein Burnout kann jedem passieren.*

### 3.1.2 Interne Stressoren

Interne Stressoren sind Belastungen, die von uns persönlich verursacht werden. Diese sind i. d. R. Verhaltensmuster, nach denen wir leben, wie z. B.:

- Zu hoher eigener Anspruch
- Abgrenzungsschwierigkeiten (nicht Nein sagen können)
- Hohes Kontrollbedürfnis
- Anspruch, keine Schwäche zu zeigen
- Umgang mit eigener chronischer Erkrankung
- Altruismus
- Perfektionismus
- Helfer- oder Rettersyndrom

Lassen Sie mich einige der Begriffe erklären. Manche Verhaltensmuster habe ich auch bei mir gefunden, andere wurden bei Mitpatienten diagnostiziert.

Übertriebener Perfektionismus kann schädlich sein. Wie viel Perfektionismus ist gesund, wie viel schädlich? Lassen Sie mich zwei Beispiele nennen:

Ein Freund von mir ist Konditormeister. Er ist angestellt in einer Konditorei und arbeitet fast 50 Stunden pro Woche. Regelmäßig muss er auch sonntags arbeiten, und das zu Zeiten, zu denen andere noch schlafen. Aber das ist alles nicht weiter schlimm. Was ihn wirklich krank macht, ist die Art und Weise, wie in diesem Betrieb gearbeitet wird. Die Fehler seiner Kollegen regen ihn auf. Die Qualität der Backware findet er schlecht und die Hygiene unzureichend. Die Geschäftsleitung sieht keinen Handlungsbedarf und die Kunden kommen trotzdem. Er hat dadurch schlaflose Nächte und ist in einem ständigen Entscheidungsprozess zwischen Hinschmeißen oder Durchhalten. Wäre er weniger perfektionistisch veranlagt, könnte er durchaus mit seinem Job leben. So ist es wohl nur eine Frage der Zeit, bis er aufgeben muss.

Dann ist da die alleinerziehende Hausfrau, die dreimal am Tag die Wohnung putzt, bis sie so sauber ist, dass man schier vom Fußboden essen könnte. Die Bücher im Regal stehen alle im rechten Winkel, ohne dass eins etwas vor dem anderen stünde. Die Handtücher im Bad sind korrekt gefaltet und farblich genau abgestimmt. Nicht dass ich etwas gegen Sauberkeit und Ordnung sagen möchte. Aber wenn es zum Zwang wird, diese perfekte Sauberkeit und Ordnung ständig herbeizuführen, dann wird Perfektionismus zur Belastung.

*Perfektionismus* stört ein gesundes Zeitmanagement. Perfektionisten laufen ihrer Zeit meistens hinterher und setzen sich dadurch unter Druck.

Das *Nicht-Neinsagen* ist auch weitverbreitet. Es gibt Menschen, die schreien immer „hier", wenn Arbeit verteilt wird. Das ist zwar ehrenwert, aber auf Dauer ungesund. Man muss sich besser abgrenzen und wissen, wo kann ich noch Ja sagen und wo sage ich besser Nein.

Damit zu tun hat auch das *Helfer- oder Rettersyndrom*. Man fühlt mit anderen zu stark mit, macht die Probleme anderer zu den seinen und versucht sie zu lösen, also den anderen zu retten oder ihm zu helfen. Verstehen Sie mich nicht falsch. Das Helfersyndrom ist nicht grundsätzlich etwas Schlechtes. Nein, zum Problem wird es erst, wenn es einem selbst schadet. Es ist manchmal schwierig zu akzeptieren, dass man nicht jedem helfen kann. Aber das ist der Weg: Akzeptieren, was man nicht ändern kann und dann loslassen (Achtsamkeitstheorie).

Der *Altruismus* führt sogar so weit, dass man sich für andere regelrecht aufopfert. Man findet Erfüllung darin, für andere unersetzlich zu sein, und opfert sich auf, ohne zu merken, wie viel eigene Energie dabei verbraucht wird. Dabei ist ein gesunder Egoismus wirklich notwendig, um auf Dauer gesund zu bleiben. Wer nie an sich denkt und immer nur an andere, geht irgendwann zugrunde. Auf dieses Thema will ich aber später noch mal eingehen, weil es auch zur Behandlung und Vorbeugung eines Burnouts gehört.

## 3.2 Wirkung

Wie schon erwähnt, sendet das vegetative Nervensystem Signale aus, um uns auf die vegetative Überlastung aufmerksam zu machen. Diese Signale werden i. d. R. immer stärker, je länger wir sie ignorieren und nichts dagegen tun.

Am Anfang redet man üblicherweise von Symptomen, die sich einstellen können. Da der Mensch aber ein Individuum ist und das vegetative Nervensystem aus dem Vollen schöpfen kann, treten auch oft ganz unterschiedliche Symptome bei Patienten auf.

Ich erlaube mir mal einfach, die mir bekannten Symptome in 3 Gruppen einzuteilen, abhängig davon, wie stark ich sie persönlich einschätze:

## Leichte Symptome:

- Kopfschmerzen
- Unruhezustände
- Schlaflosigkeit
- Stimmungsschwankungen
- Müdigkeit
- Vergesslichkeit

## Mittlere Symptome

- Schwindelanfälle
- Angstzustände (-attacken)
- Kreislaufprobleme
- Sehstörungen
- Starke Konzentrationsschwierigkeiten
- Blackouts
- Magen- und Darmprobleme
- Antriebslosigkeit
- Negatives Denken

## Starke Symptome bzw. Krankheiten

- Tinnitus
- Herzinfarkt
- Depression
- Nachhaltige Beeinträchtigung der Organe

- Diabetes

Diese Auflistung ist mit Sicherheit nicht komplett und ließe sich gewiss erweitern.

Die leichten Symptome, wie ich sie nenne, werden in der Regel lange ignoriert. Wenn man z. B. Kopfschmerzen hat, ist es ein Leichtes, ein Kopfschmerzmittel einzunehmen. Meistens wird der Kopfschmerz dann erfolgreich ausgeblendet. Ich habe das selbst oft genug getan, um den Kopfschmerz zu lindern. Man sollte sich aber bewusst sein, dass man nichts am Problem ändert, sondern nur das Symptom abschwächt. Außerdem möchte ich auf die Nebenwirkungen hinweisen, die z. B. durch den Wirkstoff Paracetamol bei dauernder Einnahme entstehen können.

Hat man mittlere Symptome, ist man i. d. R. nicht mehr 100 % arbeitsfähig und hat erstmals Kontakt mit einem Arzt. Diese mittleren Symptome können schon sehr stark sein (also unter 50 % Arbeitsfähigkeit). Dennoch handelt es sich bei diesen Symptomen noch nicht um organische Schäden oder definierte Krankheitsbilder.

Leider kommt es auch immer wieder vor, dass man den eigenen Zustand nicht erkennt und er auch von ärztlicher Seite nicht erkannt wird. Ich erwähnte ja bereits, wie schwer es sein kann, eine zuverlässige Diagnose zu stellen. Ich wurde z. B. mal mit „Verdacht auf Herzmuskelentzündung" nach 3 Wochen Krankenhausbehandlung entlassen. Ich kann Ihnen gar nicht beschreiben, wie ich mich danach gefühlt habe. Mit der Diagnose „Verdacht auf ..." kann man nicht wirklich etwas anfangen. Sie beunruhigt nur. Heute weiß ich natürlich, dass es keine Herzmuskelentzündung war. Dennoch ist es möglich, dass sich auch organische Schäden einstellen. Tinnitus und Hörsturz sind z. B. Erkrankungen, die, so scheint mir, immer öfter auftauchen. Stimmungsschwankungen, die sich über Jahre hinweg etablieren, können sich zur Depression entwickeln, welche eine wirklich ernstzunehmende Krankheit ist. In Wechselwirkung mit anderen Risikofaktoren (z. B. Cholesterin, Bluthochdruck) kann es gar zu einem Herzinfarkt kommen. In diesen Fällen erreicht man selten noch mal 100 % der Arbeitsfähigkeit, und dennoch muss man genauso oder sogar noch stärker auf sich achten und versuchen, gesund zu leben (dazu im Kapitel Vorbeugung etwas mehr).

Unabhängig davon, welche Symptome man bekommt, man wird sich früher oder später mit ihnen arrangieren müssen. Das ist die Aufgabe der Verhaltensmedizin. Ob im akuten oder leichten Erschöpfungszustand, es ist unabdingbar, zu lernen, mit den Symptomen umzugehen, sonst verschlimmert man die Situation nur noch.

Sie sollten wissen, dass sich die Symptome auch gegenseitig bedingen können. Lassen Sie mich das am Beispiel zeigen:

Aufgrund eines fortschreitenden Burnouts stellt sich während der Fahrt zur Arbeit das Symptom Herzrasen ein. Autofahren ist zweifelsohne eine Anstrengung für das vegetative Nervensystem. Es führt zu erhöhter Anspannung und kann im Erschöpfungszustand Symptome wie Herzrasen auslösen. Jetzt kann Folgendes passieren: Sie erleben nicht nur das Symptom Herzrasen, was schon beunruhigend genug ist. Nein, nun fangen Sie auch noch an, sich Sorgen und Gedanken zu machen, welche Ursache das haben kann. Stimmt vielleicht mit Ihrem Herzen irgendetwas nicht? Die negativen Gedanken laufen davon und verschlechtern den Zustand. Irgendwann regen Sie sich aber wieder ab und es geht Ihnen erst mal besser. Bei der nächsten Autofahrt merken Sie plötzlich, dass Sie Angst bekommen und immer wieder an diese Situation denken müssen. Letztlich lassen Sie das Autofahren, denn dann geht's Ihnen besser (das nennt sich Meideverhalten).

Hier hat das Auftreten eines Burnout-Symptoms in einer speziellen Situation ein kleines Trauma hinterlassen und führt manchmal Jahre später noch zu posttraumatischen Beschwerden (das können wieder unterschiedliche Symptome sein). So kann ein Symptom zum anderen führen, und es geht einem zunehmend schlechter. In diesem Beispiel sollte man meiner Erfahrung nach sowohl das Erschöpfungssyndrom als auch das Trauma (psychotherapeutisch) behandeln.

Übrigens, wundern Sie sich nicht, wenn bei Ihrer ärztlichen Diagnose Ihre Symptome nicht explizit genannt werden. Das hat auch versicherungstechnische Gründe. Wie schon erwähnt, wird Burnout nicht überall in Deutschland als Diagnose akzeptiert. Wenn jemand z. B. chronische Kopfschmerzen, Schwindelattacken und Kreislaufprobleme hat, kann dies als somatoforme Störung bezeichnet werden. Andererseits, wenn Schwindel oder Kreislaufprobleme in einer Angstsituation auftreten, könnte auch eine Angststörung diagnostiziert werden. Die Zuordnung Symptome <-> Diagnose ist also nicht immer so einfach. Am besten lassen Sie sich von Ihrem Arzt die Diagnose genau erklären.

## 3.3 Problem

Wenn man ein Problem lösen will, muss man erst mal verstehen, worin das Problem besteht. Darin besteht oft Unklarheit. Wenn ich Mitpatienten gefragt habe, was sie für ein Problem haben, bekam ich eigentlich immer die Antwort: Stress, Mobbing, Traumata, Schwindel, Depressionen u. a. Natürlich ist es ein Problem, wenn ich auf der Arbeit gemobbt werde. Aber hier geht es ja um das Burnout-Syndrom. Die Frage muss also lauten: Worin besteht das Problem im Zustand eines Burnouts?

Das Problem ist, dass das vegetative Nervensystem durch permanente Überlastung in eine Schieflage geraten ist und deshalb Signale aussendet, um den Menschen zu schützen.

Wenn man das verstanden hat, gelingt auch die Behandlung besser. Das Modell aus Abb. 1 zeigt zwei Seiten auf, die im *relativen Gleichgewicht* sein sollten:

Sympathikus ← → Parasympathikus
Belastung ← → Entlastung
Anspannung ← → Entspannung

Wie man es auch bezeichnet, um nachhaltig beschwerdefrei leben zu können, muss man im Leben für ein relatives Gleichgewicht der beiden Seiten sorgen.

Das ist gewiss nicht einfach. Ich selbst habe 11 Jahre gebraucht, bis ich zu der hier beschriebenen Einsicht und Erfahrung gekommen bin. Ich bin zwar nicht stolz darauf, dass ich so lange gebraucht habe. Andererseits gibt es auch Leute, die leider nie zu dieser Einsicht kommen. Insofern bin ich doch dankbar, dass ich zu diesem Verständnis gekommen bin. Vielleicht brauchen Sie keine 11 Jahre, um zu lernen, mit Ihrem Erschöpfungssyndrom besser umzugehen, nachdem Sie dieses Buch gelesen haben. Das würde mich sehr freuen.

**Energetischer Ansatz**

Mit dem Modell aus Abb. 1 kann man das Problem des Burnout-Zustands gut erklären und verstehen, wie ich finde. Und dennoch gab es Körperreaktionen, die ich nicht begreifen konnte. So kam ich irgendwann zum *energetischen Ansatz*.

Das vegetative Nervensystem stellt dem Körper und seinen Funktionen Energie zur Verfügung. Das ist seine Aufgabe. Da Sympathikus und Parasympathikus unterschiedliche Aufgaben haben, stellen sie wahrscheinlich auch unterschiedliche Energien zur Verfügung. Die Chinesen nennen diese z. B. Yin und Yang (dazu später mehr im Abschnitt Fernöstlicher Ansatz). Entscheidend ist aber wohl die Feststellung, dass ein erschöpftes Nervensystem nicht immer genug oder schnell genug Energie aufbringen kann. Das lässt sich durch zahlreiche Beispiele untermauern, die ich selbst erlebt habe:

1. Schon bei meinem ersten Burnout habe ich mich gefragt, wie es möglich ist, dass ich 2 Stunden Tischtennis spielen kann, aber das Schlangestehen im Speisesaal mir Schwindel verursacht.

   **Erklärung:** Im Stand ohne Bewegung muss das vegetative Nervensystem die Energie für die Blutumverteilung (Kreislauf) ganz alleine aufbringen, was im Stehen durch den Höhenunterschied noch schwieriger ist als im Liegen. Bei Bewegung unterstützt dagegen das motorische Nervensystem das vegetative. Anders ausgedrückt: Dadurch, dass die

Muskulatur in Bewegung ist, kann das Blut leichter umverteilt werden.

2. Ich bin von Haus aus ein guter Esser! Aber wieso geht mein Kreislauf in den Keller, wenn ich mal etwas zu viel gegessen habe? Normal kriegt man Blähungen, das kannte ich .

   **Erklärung:** Die Verdauung braucht ebenfalls Energie. Ein geschwächtes vegetatives Nervensystem kann die Energie für Höchstleistungen des Verdauungstraktes nur schwer erbringen. Offenbar hat die Verdauungsfunktion aber dennoch Priorität, weswegen halt der Kreislauf etwas schwächer wird. Nach 1 - 2 Stunden war mein Kreislauf wieder normal.

   Eine kleine Anmerkung noch dazu: Wenn Sie etwas Heißes essen, braucht die Verdauung noch mehr Energie als bei kalter Kost, weil die Temperatur im Magen ausgeglichen werden muss.

3. Warum haben Burnout-Patienten öfter Erkältungen bzw. brauchen länger, sie zu überwinden und haben stärkere Symptome?

   **Erklärung:** Auch das Immunsystem braucht Energie, um seine Arbeit zu verrichten. Unsere Abwehrkräfte hängen natürlich noch von anderen Faktoren ab, aber es ist dennoch unstrittig, dass ein geschwächtes vegetatives Nervensystem das Immunsystem negativ beeinflusst. Ich erkläre mir das mit dem energetischen Ansatz. Die Arbeit des Immunsystems, der Kampf gegen die Erreger, wird offenbar favorisiert und deshalb an anderer Stelle Energie abgezogen. Aus diesem Grunde fühlen sich ja auch selbst „gesunde" Menschen durch eine Grippe oder einen grippalen Infekt viel schwächer. Beim Burnout-Patienten steht noch weniger Energie zur Verfügung, deshalb kann die Genesung länger dauern und es auch zu stärkeren Symptomen kommen.

Nun lassen Sie mich zum Abschluss dieses Kapitels noch eben den Ausdruck *relatives Gleichgewicht* erklären. Schauen Sie sich bitte nochmals Abb. 1 an. Wenn eine Waage in einem absoluten Gleichgewicht ist, liegt links genauso viel Gewicht auf wie rechts! Nun kann ich mir aber nicht vorstellen, dass das vegetative Nervensystem genauso viel Entlastung wie Belastung benötigt. Wir kommen ja auch mit 8 und weniger Stunden Schlaf aus, sind aber 16 Stunden und mehr wach. Also muss das Verhältnis von Belastung und Entlastung sicher nicht 1 : 1 sein. Es ist wohl vielmehr so, dass die Waage bis zu einer gewissen Schieflage gehen kann, bevor es zu einem Problem fürs vegetative Nervensystem wird. Und diese Schwelle, bis zu welcher die Schieflage kein Problem ist, nenne ich ***relatives Gleichgewicht*** (siehe Abb. 2).

# Burnout-Syndrom

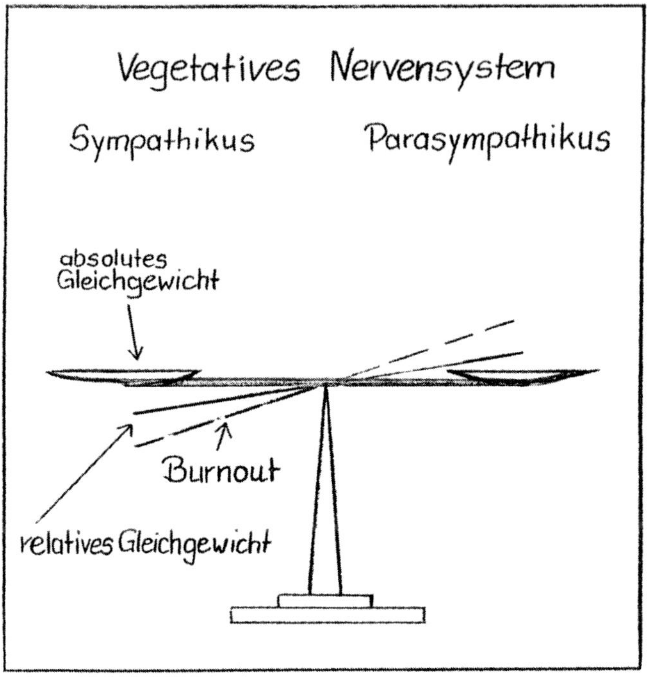


Abb. 2

# 4 Behandlung

Nun kommen wir zum zweifelsohne schwierigsten Kapitel dieses Werkes. Natürlich kann und werde ich hier kein Patentrezept zur Behandlung eines akuten Burnout-Zustands geben, denn das gibt es nicht. Wie schon erwähnt, ist der Mensch sehr individuell. Aber was mir im Leben immer wieder geholfen hat, meine Arbeitsfähigkeit wiederherzustellen, kann so falsch nicht gewesen sein. Deshalb behaupte ich, dass meine Erfahrung anderen Patienten helfen KANN, aber nicht MUSS. Wenn ich mir vorstelle, ich hätte dieses Buch während meines ersten akuten Burnout-Zustands gehabt - oh ja, mir wäre einiges Leid erspart geblieben.

Und dennoch kann es sein, dass auch bei optimaler Unterstützung keine wesentliche Besserung der Beschwerden eintritt. Meiner Meinung nach gibt es hier nur 3 Fallunterscheidungen. Die Patienten

- verstehen die Problematik und können ihr Leben (eigenes Verhalten und Umwelt) ändern.

- verstehen die Problematik, können ihr Leben aber nicht ändern.
- verstehen die Problematik nicht, können ihr Leben deshalb auch nicht ändern.

Fall 1 ist natürlich der optimale Fall.

Fall 2 ist eher dramatisch. Die Patienten verstehen sehr wohl ihr Problem und wissen eigentlich, was sie tun müssen. Und trotzdem schaffen sie es (lange) nicht, die notwendigen Änderungen in ihrem Leben und bei sich herbeizuführen. Als Beispiel möchte ich hier die alleinerziehende Mutter anbringen, die noch zusätzlich arbeiten muss, um über die Runden zu kommen. Sie wird es unter Umständen schwer haben, ihre Belastung runterzufahren. Die Kinder sind nun mal da, und Geld verdienen muss sie vielleicht auch dringend. Wenn sie dann noch private Probleme hat, läuft das Fass wohl bald über. Ist die Schmerzgrenze aber mal erreicht, findet man auch hier Lösungen, die Belastung zu reduzieren.

Fall 3 dagegen würde ich als tragisch bezeichnen. Diese Patienten verstehen das Problem nicht, weigern sich oft zu glauben, dass sie kein organisches, sondern ein psychosomatisches Problem haben. Sie blockieren sich selbst und kommen deshalb auch nicht voran. Aber auch hier stirbt die Hoffnung zuletzt. Bei manchen hat es nach vielen Jahren erst „klick“ gemacht, und von da an ging’s aufwärts.

Das Kapitel wird aber auch deshalb so schwierig, weil einige Erfahrungen, die ich beschreibe, den ein oder anderen etwas desillusionieren könnten. Ich denke da insbesondere an die Behandlungsdauer. Da haben viele eine ganz unrealistische Erwartung.

## 4.1 Akuter Zustand

Wenn ich die mögliche Behandlung eines Burnout-Zustands erklären will, muss ich erst die Zustände definieren. Im akuten Erschöpfungszustand muss man nach meiner Erfahrung anders verfahren, als im leichten Erschöpfungszustand.

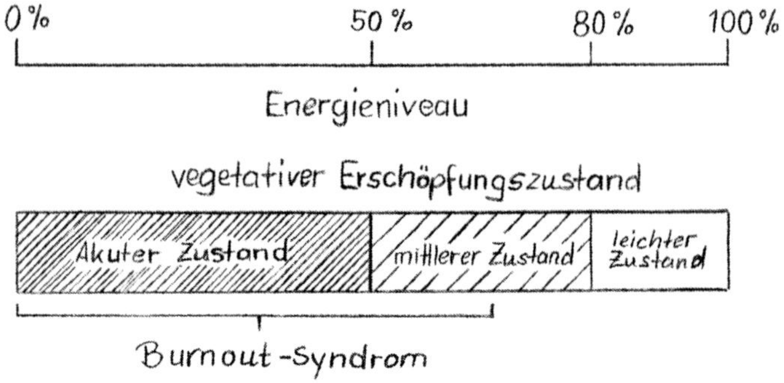

Abb. 3

Wie ich in Kapitel 3 definiert habe, spricht man von einem Burnout-Zustand ab dem Zeitpunkt, ab welchem man arbeitsunfähig bzw. erheblich eingeschränkt in seiner Leistungsfähigkeit ist. Der Punkt, ab wann man davon reden kann, ist aber nicht genau zu definieren. Ich persönlich würde sagen, er geht so bis 60, 70 % des Energieniveaus.

## Leichter Zustand:

In einem leichten Erschöpfungszustand, wie ich ihn definiere, sind eigentlich sehr viele Menschen. In der Regel erkennt man die Beschwerden aber nicht als vegetativen Erschöpfungszustand. Mögliche Beschwerden können z. B. sein: Müdigkeit, öfter Kopfschmerzen, Nervosität, leichte Unruhe, Unausgeglichenheit, Ungeduld, Schlafstörungen. Wenn man diesen Zustand permanent ignoriert, steuert man natürlich auf einen Burnout-Zustand hin.

### Mittlerer Zustand:

Beim mittleren Zustand sind die Beschwerden dann schon so groß, dass man den Arzt konsultiert und Medikamente einnimmt. Der mittlere Zustand kommt nicht nur vor dem akuten, sondern auch nach dem akuten. Dazu aber später mehr. In diesem Zustand kann auch die Arbeitsfähigkeit schon bedroht bzw. eingeschränkt sein. Man ist deutlich weniger leistungsfähig als im leichten Zustand. Zum Teil quält man sich auf der Arbeit und im Haushalt, weil man einfach weiter funktionieren will oder muss. Spätestens im mittleren Zustand fängt die Leidensphase an. Man ist stark eingeschränkt, hat nicht mehr so viel Energie wie vorher und muss auf einiges verzichten. Mögliche Beschwerden sind hier: über Tage anhaltende Kopfschmerzen, Schwindelattacken, Stimmungsschwankungen, gelegentliche Kreislaufschwäche, starke Unruhe, stärkere Schlafstörungen, Konzentrationsprobleme (vor allem bei Bildschirmarbeitsplätzen). Ab diesem Zustand sollte man meiner Meinung nach spätes-

stand sollte man meiner Meinung nach spätestens etwas für sich tun, und zwar aktiv und konsequent.

## Akuter Zustand:

Im akuten Zustand haben wir ganz sicher einen Burnout. Hier ist man wirklich ziemlich bis total ausgebrannt und sehr stark eingeschränkt. Arbeitsfähig ist man i. d. R. gar nicht mehr. Mögliche Beschwerden sind: Dauerkopfschmerz, Herzrasen, erhöhter Blutdruck, Ohrenpfeifen, massive Kreislaufschwäche, starker Schwindel, Sehstörungen, Magen- und Verdauungsprobleme, Panikattacken u. v. m.

Der akute Zustand kann sehr unangenehm sein! Vor allem die Unwissenheit verstärkt die Symptome und verschlechtert den Zustand. Meiner Meinung nach ist im akuten Zustand eine medikamentöse Behandlung unerlässlich. Dazu sollte man sich absolut ruhigstellen (aber ohne Medikamente am besten). Das heißt die Belastung so weit wie möglich runterfahren, sich maximale Entspannung gönnen (viel Schlaf, Ausdauersport so weit möglich). Bei ca. 0 – 30 % ist es schwer, Ausdauersport zu betreiben, da sollte man sich sehr vorsichtig bewegen, weil der

Kreislauf noch zu schwach sein könnte. Bei mir war es eher so, dass ich 2 - 3 Wochen gar nichts gemacht habe, als auszuruhen und meine Medikamente zu nehmen. Danach konnte ich wieder mit der Bewegungstherapie anfangen. Versuchen Sie, auf Ihren Körper zu hören. Tun Sie nichts, was Sie als unangenehm empfinden.

Was sollten Sie im akuten bis mittleren Zustand (krank zu Hause) tun? Allein das, was Sie als angenehm empfinden. Aber Vorsicht, nicht alles, was Spaß macht, ist gut fürs vegetative Nervensystem!

Folgende Tätigkeiten sollten Sie unterlassen oder einschränken, da sie nach meiner Erfahrung belastend sind für das vegetative Nervensystem:

- fernsehen (ein Actionfilm ist anstrengender als ein Dokumentarfilm)
- Computerspiele
- zu lange lesen
- anstrengende Diskussionen am Abend
- stundenlang telefonieren
- zu spät ins Bett gehen

Was dagegen förderlich ist :

- viel schlafen
- sich bewegen ( Ausdauersport)
- ausreichend trinken
- vorm Einschlafen etwas lesen, das nicht anstrengt (z. B. Comics)
- Stress und Aufregung vermeiden

Irgendwann habe ich mir auch die Frage gestellt, ob regelmäßiger Sex im akuten Burnout hilfreich oder schädlich ist. Also, im ganz akuten Burnout-Zustand (0 - 30 %) werden Sie wahrscheinlich keine Lust auf Sex haben. Dafür geht es Ihnen einfach zu schlecht. Aber ab 30 % könnte es durchaus sein, dass Sie dazu Lust haben. Wie wirkt sich der Sexualakt nun auf das vegetative Nervensystem aus? Bis zum Höhepunkt sind sowohl das sympathische als auch das parasympathische Nervensystem aktiv. Danach allerdings ist hauptsächlich der Parasympathikus aktiv, d. h. man entspannt. Wenn diese Entspannungsphase deutlich länger dauert als die Phase vom Vorspiel bis zum Höhepunkt, dann kann Sex sich positiv auf den Burnout-Zustand auswirken. Voraussetzung ist aber in jedem Fall, dass Sie auf Sex mit Ihrem Partner oder Partnerin Lust haben.

Noch eine Bitte: Nehmen Sie es mit den Prozentangaben nicht zu genau. Man kann sie gar nicht genau angeben, weswegen ich hier lediglich gemäß meinen persönlichen Erfahrungen einfach abschätze. Zum Verständnis eines Burnout-Syndroms sind genauere Angaben meiner Meinung nach auch nicht notwendig.

## 4.2 Behandlungsdauer

Zur Behandlungsdauer kann man zwar viel sagen, aber wenig konkretisieren. Nur eins ist für mich ziemlich sicher: Die Behandlung dauert länger, als Sie vielleicht denken. So ist es z. B. ein weitverbreiteter Irrglaube, nach einem 6-wöchigen Klinikaufenthalt würde man gesund entlassen. Das ist einfach unmöglich. Die meisten Patienten haben ihren Erschöpfungszustand in mehreren Jahren aufgebaut. Das vegetative Nervensystem kann sich deshalb nicht in wenigen Wochen erholen.

Doch zuerst lassen Sie mich bitte definieren, was ich unter Behandlungsdauer verstehe. Die Behandlungsdauer ist die Zeit, die man braucht, um vom IST-Zustand zum SOLL-Zustand zu kommen.

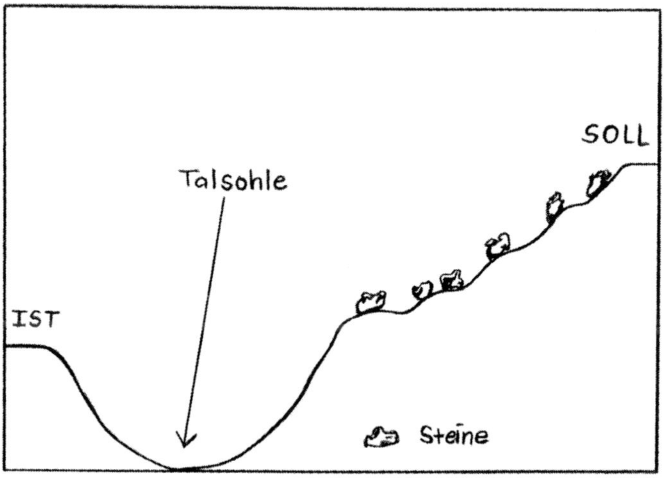


Abb. 4

Wenn Sie sich Abb. 4 anschauen, dann sehen Sie den üblichen Weg vom IST- zum SOLL-Zustand. Der IST-Zustand ist der aktuelle zum Beginn der Behandlung existierende Zustand. Dieser wird festgestellt in Zusammenarbeit mit Ihrem Arzt oder Therapeuten.

Den SOLL-Zustand definieren Sie aber weitestgehend selbst. Welches Ziel wollen Sie erreichen? Diese Frage müssen Sie sich stellen. Mögliche Ziele könnten sein:

- wieder beschwerdefreier leben können
- Ihr Privatleben neu zu gestalten
- einen Job finden, der besser zu Ihnen und Ihren Fähigkeiten passt
- gesünder leben
- mehr Spaß am Leben haben
- bestimmte Ereignisse loslassen können
- Nein sagen können

Das Ziel könnte auch sein, wieder arbeitsfähig, wieder leistungsfähiger zu werden.

Wie Sie in Abb. 4 sehen können, fällt man am Anfang des Weges oftmals erst in eine Talsohle. Das ist ein bekanntes Phänomen und lässt sich auch erklären. Solange Sie Leistung bringen müssen, geht das vegetative Nervensystem oft über die Leistungsgrenze hinaus. Obwohl Sie total erschöpft sind, bemerken Sie diesen Zustand nur unbewusst.

Sie funktionieren weiter. Sobald Sie dann aber zur Ruhe kommen und das vegetative Nervensystem das registriert, kommt die ganze Müdigkeit und Erschöpfung heraus. So kann es sein, dass Sie sich am Beginn einer Behandlung erst mal müder und erschöpfter fühlen.

Ein weiterer Aspekt ist der, dass Therapiegespräche anfangs jede Menge Verhaltensfehler oder Schicksalsschläge hervorbringen, die Sie emotional berühren. Das muss man natürlich erst einmal verkraften.

Dann kommt noch dazu, dass auch Medikamente oftmals erst nach einigen Wochen ihre Wirkung entfalten. Haben Sie also Geduld und rechnen Sie erst mal mit einer Talsohle von einigen Wochen.

Abbildung 4 zeigt aber auch, dass der Weg zu Ihrem Ziel steinig sein kann. Dadurch kommt es immer wieder zu Rückschlägen bzw. Blockaden. Wenn man die Steine nicht aus dem Weg räumen kann, sollte man sie umgehen.

Merken Sie sich bitte: Es gibt mehrere Wege zum Ziel. Welcher der richtige für Sie ist, kann Ihnen niemand mit Bestimmtheit sagen. Oft entdeckt man den richtigen Weg erst beim Gehen. Aber eins dürfen Sie nie vergessen:

Erst kommt das Ziel, dann der Weg. Wenn Sie Ihr Ziel nicht kennen, wie wollen Sie dann den richtigen Weg finden?

Wenn Sie im Hauptbahnhof Saarbrücken stehen und sich eine Fahrplanauskunft ausdrucken möchten, müssen Sie ERST angeben, wohin Sie möchten. Wollen Sie nach München oder nach Hamburg? Erst wenn Sie Ihr Ziel definiert haben, druckt Ihnen der Automat mehrere Fahrverbindungen aus. Mal schneller, mal langsamer, mal billiger, mal teurer. Auch hier gibt es mehrere Wege zum Ziel, wie im richtigen Leben.

Lassen Sie mich also zusammenfassen. Die Behandlungsdauer hängt im Wesentlichen von folgenden Faktoren ab:

- vom IST-Zustand
- vom SOLL-Zustand
- von der Therapie (Behandlung)
- vom Patienten selbst (z. B. Offenheit für psychosomatische Probleme)

Was die Behandlungsdauer aber bestimmt verkürzt, sind Wissen und Verständnis. Je mehr Sie über Burnout wissen, je mehr Sie verstehen und je besser Sie sich selbst kennen lernen, desto schneller erreichen Sie Ihr Ziel.

## 4.3 Schulmedizinischer Ansatz

Es gibt sicherlich mehrere Ansätze ein Burnout-Syndrom zu behandeln. Der schulmedizinische Ansatz hat mir natürlich am meisten geholfen. Was aber auch daran liegt, dass ich lange nicht offen war für andere Ansätze. Andererseits bin ich der Meinung, dass man im akuten Zustand auch nicht an der medikamentösen Behandlung vorbeikommt. Die Psychotherapie ist auch bei eher somatoformen (körperlichen) Störungen durchaus hilfreich. Wenn ich alles richtig gemacht hätte in meinem Leben, hätte ich bestimmt keine 3 Burnoutkrisen gehabt. Die Verhaltensmuster, die dazu geführt haben, können mittels Psychotherapie am besten ergründet werden. Die Sporttherapie kann jeder auch gut in Eigenregie oder mit anderen zusammen durchführen. Sie sollten nur verstehen, wie sie funktioniert. Schließlich helfen einem Entspannungstechniken, den Erschöpfungszustand zu verbessern. Mit den Entspannungstechniken kann ich redaktionell nahtlos den Übergang zum fernöstlichen Behandlungsansatz realisieren. Denn viele Entspannungstechniken kommen auch aus Fernost.

### 4.3.1 Medikamentöse Behandlung

Welche Medikamente haben mir immer wieder während meiner Burnoutkrisen geholfen? Wie wirken sie und wann sollte man sie nehmen?

Beachten Sie aber bitte, dass ich zwei Arten von Medikamenten unterscheide:

- Die einen bekämpfen die Symptome und nicht das Problem (typisches Beispiel: Kopfschmerztablette).
- Die anderen bekämpfen das Problem selbst, weswegen sich die Symptome automatisch bessern. In unserem Falle also Medikamente, die den Parasympathikus stärken (siehe Abb. 1).

*Wichtiger Hinweis*: Besprechen Sie die Einnahme eines Medikaments immer erst mit Ihrem Arzt! Was mir geholfen hat, kann auch Ihnen helfen, muss es aber nicht.

## Fluoxetin

Mit Beginn der Diagnose auf Burnout oder starker vegetativer Erschöpfung hat mir der Wirkstoff Fluoxetin geholfen. Medikamente mit Fluoxetin gehören zur Gruppe der Antidepressiva.

Fluoxetin habe ich selbst von Beginn an genommen. Das ist auch gut so, denn die erste Wirkung bemerkt man erst nach ca. 4 Wochen. Danach wirkt Fluoxetin ganz langsam, so dass man die Wirkung fast nicht bemerkt. Natürlich habe ich meinen Arzt gefragt, wie Fluoxetin wirkt. Aber ehrlich, ich kann Ihnen den genauen Wortlaut nicht wiederholen. Zu viel Fachchinesisch. Aber das ist nicht weiter schlimm. Letztlich dämpft Fluoxetin den Sympathikus und verleiht dem Parasympathikus mehr Gewicht. Fluoxetin hat also eine *indirekte* Wirkung auf den Parasympathikus.

Fluoxetin habe ich bei meinem ersten Burnout 4 Jahre eingenommen. Der Wirkstoff war zweifelsohne der Stabilisator der medikamentösen Behandlung. Nach 4 Jahren konnte ich das Medikament ohne Entzugserscheinungen oder Nebenwirkungen absetzen.

## Cholincitrat

Den Wirkstoff Cholincitrat gibt es in Tablettenform als Nahrungsergänzung oder hochdosiert als Injektionslösung. Mit der Tablettenform habe ich keine nennenswerten Erfahrungen machen können. Mit der Injektionslösung dagegen schon. Im Folgenden schreibe ich deshalb immer von der Injektionslösung, wenn es um Cholincitrat geht.

Cholincitrat ist eine Verbindung aus Cholin und Zitronensäure. Beide Substanzen kommen auch im gesunden menschlichen Organismus vor. Cholin ist ein Neurotransmitter, der dem vegetativen Nervensystem unmittelbar parasympathikotone Anschübe gibt. Cholincitrat hat also eine *direkte* Wirkung auf den Parasympathikus.

Die Wirkung spürt man auch direkt während der Infusion. Parasympathische Funktionen wie Harndrang, Tränenfluss, Transpiration gehören zu den typischen Nebenwirkungen während der Infusion.

Das heißt, dass man nach der Infusionsbehandlung direkt zur Toilette muss, dass während der Infusion die Augen tränen können und man anfängt etwas zu schwitzen. Insgesamt habe ich die Nebenwirkungen als eher harmlos empfunden. Aber ich gebe zu bedenken, dass zwei Parameter diese Nebenwirkungen erheblich beeinflussen:

- Infusionsdauer: Die Infusion sollte min. 45 Minuten, besser 60 Minuten laufen.
- Dosierung: Bei 1 Ampulle hatte ich keine Nebenwirkungen, bei 4 Ampullen sehr starke. Letztlich habe ich mich mit meinem Arzt auf 3 Ampullen pro Infusion geeinigt. Bei dieser Dosierung war das Verhältnis Wirkung / Nebenwirkungen am besten.

Diese Infusionstherapie ist weniger etwas für den akuten Burnout als vielmehr für Energieniveaus über 50 % (siehe Abb. 3). Ich habe sie mir auch verschreiben lassen, bevor ich wieder arbeitsunfähig wurde, quasi als Prophylaxe. Und ich kann Ihnen sagen, sie hat immer gewirkt. Nach 6 Wochen

Infusionsbehandlung war ich für 3 Monate wieder sehr leistungsfähig.

In Deutschland wird die Wirkung dieser Infusionstherapie nicht von den gesetzlichen Krankenversicherungen anerkannt, von den privaten schon. Das Medikament selbst gehört eher zu den biologischen Arzneimitteln.

## Sulpirid

Der Wirkstoff Sulpirid, der auch in mehreren Medikamenten zu finden ist, zählt zur Gruppe der Neuroleptika. Das hört sich erst mal schlimmer an, als es wirklich ist. Ich selbst habe 10 Jahre Erfahrung mit dem Medikament und war angenehm überrascht, dass meine Blutwerte dennoch keinen Rückschluss auf den Wirkstoff zuließen. Mein Arzt meinte, das hängt auch sehr stark von der Dosis ab, die ich eingenommen habe.

Sulpirid gehört nun zur ersten Art der Medikamente, wie ich sie definiere (siehe Seite 62). Das heißt, es bekämpft die Symptome und nicht das Problem. Schauen Sie sich bitte Abbildung 1 an. Stellen Sie sich vor, Sie greifen die Waage mit beiden Armen rechts und links und biegen sie mit Gewalt ins absolute Gleichgewicht. Sie halten die Waage im Gleichgewicht, bis Sie keine Kraft mehr in den Armen haben. Dann lassen Sie los. Die Waage bewegt sich wieder in die ursprüngliche Schieflage. So in etwa kann man sich die Wirkung von Sulpirid bei Burnout-Patienten vorstellen.

Der Wirkstoff hat bis 300 mg pro Tag eine antidepressive Wirkung, über 300 mg setzt man ihn ein zur Behandlung von Psychosen. Ich selbst habe nie mehr als 150 mg pro Tag genommen. Brauchte ich auch nicht. Denn Sulpirid ist kein Wirkstoff für den akuten Zustand. Wenn 150 mg pro Tag nicht helfen, die Konzentrationsfähigkeit zu erhöhen, dann sollte man eh eine andere Strategie fahren. Im akuten Zustand helfen nur absolute Ruhe und Entspannung, keine Belastung wenn möglich. Manchmal muss dieser Ruhe und Entspannung sogar medikamentös nachgeholfen werden. Davon halte ich aber nur im wirklich absolut akuten Falle etwas.

Es wird Sie vielleicht noch interessieren, welche Nebenwirkungen Sulpirid erzeugt und wie man es absetzen kann. Nun, Nebenwirkungen kenne ich nur bei Einnahme nach 16.00 Uhr. Dann kommt man schlecht in den Schlaf rein, weil der Wirkstoff munter macht. Abgesetzt hatte ich den Wirkstoff auch mal nach 10 Jahren. War einfacher, dauerte aber länger, als ich dachte. Das heißt, die Absetzsymptome waren erträglich (Müdigkeit, leichter Schwindel, leichte Kreislaufprobleme), aber es dauerte auch gut 6 Wochen, bis ich ohne den Wirkstoff wieder aktiver wurde.

Ich bin bestimmt kein Fan dieses Wirkstoffs, da er ja nicht das Problem behandelt, sondern nur die Symptome. Aber andererseits wäre ich ohne diesen Wirkstoff schon längst nicht mehr selbständig.

## Weitere Medikamente

Die obengenannten Medikamente haben eine direkte oder indirekte Wirkung auf den Parasympathikus. Deshalb, glaube ich, haben sie mir immer geholfen. Aber bitte bedenken Sie auch Folgendes:

- Nicht jeder Mensch verträgt ein Medikament gleich gut. Besprechen Sie sich mit Ihrem Arzt oder Therapeuten. Oftmals kommt man aber nicht daran vorbei, einfach auszuprobieren. Denn Ihr Arzt kann Ihnen auch nicht 100%ig sicher sagen, wie Sie auf welches Medikament reagieren.
- Wichtig ist ferner, dass Sie verstehen, was Sie einnehmen. Sprechen Sie mit Ihrem Arzt und lassen Sie sich erklären, warum das Medikament Ihnen helfen kann.

Natürlich kann es auch sein, dass Ihr Arzt Ihnen Medikamente verschreibt, die lediglich die Symptomatik behandeln. Das kann dennoch sinnvoll sein. Lassen Sie mich zwei Beispiele nennen:

1. Sollten Sie im akuten Burnout auch schlecht schlafen können, weil Sie zu unruhig, zu nervös sind oder Ihre Gedanken nicht in den Griff bekommen, kann es durchaus sinnvoll sein, Ihnen ein Medikament zu verschreiben, das Ihnen beim Einschlafen hilft. Bedenken Sie, dass während des Schlafs hauptsächlich das parasympathische Nervensystem

aktiv ist. Ein gesunder Schlaf ist deshalb extrem wichtig für Burnout-Patienten.

Ich selbst hatte glücklicherweise keine Schlafmittel nötig. Aber dennoch habe ich einmal in meinem Leben, als ich stationär im Krankenhaus war, Schlaftabletten bekommen. Also, ich bin überzeugt, dass Schlaftabletten dem Burnout-Patienten nicht helfen, da sie einen nur „ausknipsen". Ich bin morgens aufgestanden und fühlte mich so, als hätte ich gar nicht geschlafen.

2. Benzodiazepine (Beruhigungsmittel) würde ich auch nicht regelmäßig einnehmen wollen. Musste ich zwar einmal für 3 Wochen, aber danach habe ich beim Absetzen 3 Nächte Entzug durchgemacht. Benzodiazepine sind für mich hauptsächlich für Notfälle hilfreich, wie Schocks bei Todesfällen, Verkehrsunfällen und Ähnlichem, weil sie schnell abhängig machen. Von einer permanenten Einnahme bin ich persönlich kein Freund, auch wenn dies medizinisch indiziert sein kann.

Ein häufiges Symptom bei Burnout-Patienten sind nun mal Kopfschmerzen. Für Ihre Therapie wäre es absolut kontraproduktiv, wenn Sie unnötig leiden müssten. Das kann nämlich Ihren mentalen Zustand so verschlechtern, dass auch die Symptome wieder stärker werden. Wie wichtig hier positives Denken und Verstehen ist, sehen wir in späteren Kapiteln.

Bevor die Schmerzen zu stark werden, sollte man etwas dagegen einnehmen. Aber auch hier empfehle ich unbedingt, die Einnahme mit Ihrem Arzt oder Therapeuten abzusprechen. Wenn Sie z.B. Paracetamol länger nehmen, hat das Auswirkungen auf die Leberwerte, was durch eine Blutentnahme sehr leicht nachweisbar ist.

Bei mir war es eigentlich immer so, dass die Häufigkeit der Kopfschmerzen mit der Belastung stieg. In einem akuten Burnout ist sowieso Ruhe angesagt, dann kann es gut sein, dass sich auch die Kopfschmerzen zurückhalten.

Wenn die psychische Komponente Ihrer psychosomatischen Störung überwiegt, kann es auch sein, dass Ihnen die Ruhe allein noch wenig Linderung bringt. Hier gilt es dann, die psychotherapeutische Behandlung auszubauen. Wie wichtig diese ist, erfahren Sie in dem nachfolgenden Kapitel.

### 4.3.2 Psychotherapie

Um es gleich vorweg zu nehmen: Die optimale Behandlung eines Burnout-Syndroms besteht für mich aus gleichzeitiger medizinischer UND psychotherapeutischer Behandlung.

Was ist eigentlich eine Psychotherapie und warum ist sie so wichtig?

Unter Psychotherapie versteht man (laut wikipedia.org) „die Behandlung von Menschen mit geistig-seelischen, körperlichen und psychosomatischen Krankheiten, Leidenszuständen oder Verhaltensstörungen mittels systematischer Anwendung psychologischer, d.h. wissenschaftlich fundierter Methoden verbaler und nonverbaler Kommunikation“.

Grundsätzlich gibt es dabei verschiedene Verfahren, wie z. B. die Psychoanalyse, Gesprächstherapie, Gestalttherapie und Verhaltenstherapie.

Warum ist die Psychotherapie nun so wichtig für die Behandlung eines Burnout-Syndroms? Mittels Psychotherapie kann ein Therapeut oder eine Therapeutin Ihnen dabei helfen,

- herauszufinden, was zu Ihrem Zustand geführt hat (*Vergangenheit*).
- den aktuellen Zustand zu verbessern (*Gegenwart*).
- persönliche Konzepte zur Vorbeugung zu entwickeln (*Zukunft*).

Viele Leser meines Buchs werden wohl noch keine Erfahrungen mit einem Therapeuten oder einer Therapeutin gemacht haben. Diesen Lesern möchte ich sagen, dass es keine Schande ist, sich professionelle Hilfe zu nehmen. Gerade die Einstellung, im Leben alles alleine schaffen zu wollen, führt viele in die Burnout-Krise. Wer unter einem Burnout-Syndrom leidet oder kurz davor steht, hat entweder durch sein eigenes Verhalten in der Vergangenheit etwas falsch gemacht oder ein Ereignis, das ihm widerfahren ist, noch nicht verkraftet. In beiden Fällen ist es klug, die Ursachen dafür herauszufinden.

Die Psychotherapie kann aber nicht nur ungünstige Verhaltensmuster aufdecken, sondern auch z. B. durch Verhaltenstherapie ändern. Ich habe viele Jahre meiner Selbständigkeit jede Woche 70 Stunden und mehr gearbeitet. Heute arbeite ich ca. 50 Stunden die Woche und verdiene genauso viel wie früher. Natürlich ärgert es mich etwas, dass ich darauf nicht ganz alleine gekommen bin. Aber wichtig ist doch letztlich, dass ich verstanden habe, was ich falsch machte und was ich heute richtig mache, oder ?

Während eines Burnout-Syndroms treten immer wieder Symptome auf, die recht unangenehm sein können und bei falscher Bewertung den vegetativen Zustand noch verschlechtern. Wie gehe ich am besten mit diesen Symptomen um? Wie kann ich sie entkräften? Auch das ist Aufgabe der Psychotherapie.

Hat man seine Arbeitsfähigkeit wiedererlangt, ist man froh und kann wieder so richtig „Gas geben“. Aber Vorsicht: Ein Burnout kann jederzeit wiederkommen. Damit das nicht passiert, ist die Vorbeugung ganz entscheidend. Es genügt auch nicht, einfach ein paar Medikamente zu schlucken. Nein, Sie müssen Ihre Lebenseinstellung, Ihre Verhaltensmuster, vielleicht sogar Ihr ganzes Leben nachhaltig ändern. Das ist vielleicht die schwierigste Aufgabe. Auch dabei kann Ihnen Ihr Therapeut oder Ihre Therapeutin helfen.

Abschließend möchte ich Ihnen noch eine persönliche Erfahrung weitergeben. Es ist ganz wichtig, dass die Chemie zwischen Ihnen und Ihrem Therapeuten oder Ihrer Therapeutin stimmt. Wenn Sie sich nicht gut fühlen während der Gesprächstherapie, wenn Sie kein Vertrauen haben oder sich keine Erfolge einstellen, überlegen Sie ruhig, ob Sie den Therapeuten oder die Therapeutin wechseln möchten. Wenn die Chemie zwischen Ihnen nicht stimmt, wird Ihnen Ihr Therapeut oder Ihre Therapeutin wahrscheinlich nicht helfen können. Es ist wichtig, dass er oder sie einen „Zugang“ zu Ihnen findet. Ich hatte da von Anfang an ein großes Glück. Ich habe mich auf die Gespräche mit meinem Therapeuten immer gefreut.

Versuchen Sie also bitte nicht, alles im Leben alleine zu machen. Nehmen Sie Hilfe an! Den ersten Schritt haben Sie übrigens schon getan. Dadurch, dass Sie dieses Buch lesen, informieren Sie sich über das Burnout-Syndrom. Psychologen bezeichnen dies als *Bibliotherapie* (Veränderung durch Lesen).

### 4.3.3 Bewegungstherapie

Sie werden sich vielleicht fragen, warum ich dieses Kapitel nicht Sporttherapie nenne. Nun, in einem akuten Burnout-Zustand ist an Sport eher nicht zu denken. Hier geht es mehr darum, den Patienten zu reaktivieren. Im günstigsten Falle wird aus der Bewegung dann irgendwann Sport. Aber zunächst müssen Sie sich regelmäßig bewegen und dabei

ganz langsam anfangen und sich genauso langsam steigern.
Während meines akutesten Burnout-Zustands lag ich 2 Wochen nur im Bett, konnte nicht mal mehr aufrecht gehen. Wenig später fing ich dann an, leichte Spaziergänge zu machen, erst im Gebäude des Krankenhauses, dann an der frischen Luft. Wichtig ist, dass Sie sich jeden Tag bewegen. Anfangs 10 Minuten, dann 20 Minuten, später 30 Minuten bis zu 90 Minuten können Sie ruhig jeden Tag marschieren (walken). Achten Sie dabei auf Ihr Befinden. Die Bewegung sollten Sie jederzeit als angenehm empfinden. Steigern Sie sich langsam und setzen Sie sich bitte nicht unter Zeitdruck.

Wenn ich an der frischen Luft marschiere, bin ich meistens beschwerdefrei und fühle mich am besten. Während meiner Klinikaufenthalte konnte ich 2 Stunden Tischtennis spielen, aber das Schlangestehen im Speisesaal bereitete mir Probleme.

Wieso und wann hat die Bewegung diese Wirkung auf das vegetative Nervensystem?

Während Sie sich bewegen wird das vegetative Nervensystem durch das motorische Nervensystem unterstützt (siehe auch 3.3: Energetischer Ansatz).

Nach einer gewissen Zeit werden sogenannte Neurotransmitter (z. B. Endorphine) ausgeschüttet. Sie stärken den Parasympathikus, indem sie den Sympathikus dämpfen. Dadurch können wir bei der Bewegung entspannen. Nach 90 Minuten Walking fühle ich mich im Kopf immer besonders „frei“. Daran kann man diesen Effekt zum Beispiel spüren.

Bewegung (vor allem an der frischen Luft) unterstützt das Immunsystem. Die Zellen werden über das Blut mit Sauerstoff versorgt.

Damit die Bewegung einen optimalen Einfluss auf das parasympathische Nervensystem hat, sollte man sich langsam, aber so lange wie angenehm bewegen. Walking ist da sehr geeignet. Allerdings ohne zu viel Steigung und die Geschwindigkeit anpassen, so dass das Gehen angenehm ist. Je länger Sie laufen, desto besser fürs vegetative Nervensystem. Aber Vorsicht, marschieren Sie nur so lange, wie Sie es als angenehm empfinden: ohne Druck, ohne Stress, ohne Schmerzen.

Fahrrad fahren eignet sich natürlich auch, ist aber zum Einstieg nicht so günstig wie Walking. Wer lange genug marschiert ist, der wird vielleicht irgendwann mit Jogging anfangen. So ging's mir nämlich auch. Auch hier gilt das eben Beschriebene: so laufen, dass es als angenehm empfunden wird. Wenn Sie es schaffen, irgendwann 45 Minuten ohne Unterbrechung locker und leicht zu laufen, sollten Sie dieses Niveau halten.

Also halten wir fest: Im akuten Burnout mit leichter täglicher Bewegung anfangen. Diese in den kommenden Monaten schrittweise und langsam steigern, bis Sie jeden Tag eine Stunde marschieren können, ohne sich besonders anstrengen zu müssen. Das unterstützt Ihre Therapie während eines Burnout-Syndroms aktiv.

Natürlich kann man sich noch mehr bewegen. Aber damit gelangen wir schon zum Thema Vorbeugung durch Sport. Darum geht es in einem späteren Kapitel.

### 4.3.4 Entspannungstechniken

Über Entspannungstechniken wurden schon viele Bücher geschrieben, in denen unterschiedliche Techniken erläutert werden. Ich möchte hier lediglich erklären, wieso Entspannung so wichtig für Burnout-Patienten ist und welche die optimale Technik ist.

Wie in Kapitel 3 beschrieben und in Abbildung 1 skizziert, besteht das Problem bei einer vegetativen Erschöpfung in dem permanenten Ungleichgewicht zwischen Sympathikus und Parasympathikus. Bei Anspannung und Konzentration ist hauptsächlich der Sympathikus aktiv, bei Entspannung hauptsächlich der Parasympathikus. Deshalb kann man das Modell in Abbildung 1 auch mit Anspannung <-> Entspannung beschreiben. Und wir wissen bereits, dass wir uns dann wohlfühlen, wenn das Verhältnis zwischen An- und Entspannung ausgeglichen ist (*relatives Gleichgewicht*). Somit müssen wir dafür sorgen, dass wir neben unserem Job, dem Haushalt und der Kindererziehung auch genügend Entspannung haben, sonst verschlechtert sich der vegetative Zustand. Im akuten Burnout-Zustand ist die Entspannung natürlich noch wichtiger und gehört deshalb auch immer zur Gesamttherapie dazu.

Wie können wir nun aber entspannen? Welche ist die optimale Entspannungstechnik?

Die optimale Entspannungstechnik gibt es meines Erachtens nicht. Das liegt einfach daran, dass der Mensch zu individuell ist. Eine hervorragende Entspannungstechnik, die nicht praktiziert wird, ist nutzlos.

Ich möchte Ihnen einige Beispiele nennen. Die *Meditation* ist eine sehr intensive und wirkungsvolle Art der Entspannung. Ich persönlich, als kopflastiger Mensch, bin davon aber weit entfernt, weil ich es noch nicht schaffe, meine Gedanken loszulassen. Manchen Menschen fällt das einfacher, anderen schwerer. Letztlich kann man es auch antrainieren.

Man muss aber nicht gleich mit der schwierigsten Technik beginnen. *Autogenes Training* ist eine Stufe leichter, aber immer noch schwierig, weil man auch hier seine Gedanken stark kontrollieren muss. Natürlich habe ich auch diese Technik probiert, konnte mich aber nicht wirklich mit ihr anfreunden.

Außerdem gibt es noch die *Progressive Muskelentspannung*, die nun wirklich sehr einfach ist. Die Art der Entspannung ist mir nicht intensiv und dauert auch nicht lange genug.

Ich finde, welche Technik für jemanden am besten ist (die er auch praktizieren kann), muss jeder Mensch selbst rausfinden. Doch ich möchte Ihnen nun ein paar einfache Beispiele nennen, wie ich entspanne.

Da ist zunächst einmal der nächtliche Schlaf. Die Schlafphase zwischen 22.00 und 5.00 Uhr ist, nach meiner Erfahrung, die wichtigste. Wenn Sie gut schlafen können, entspannen Sie sich optimal und ganz natürlich. Entscheidend für einen guten Schlaf sind oft die 60 Minuten davor. Für Ihr Nervensystem ist es nicht egal, was Sie zuvor gedacht haben – denn Ihr Unterbewusstsein schläft nie.

Schlecht sind Diskussionen vorm Schlafengehen, die einen ärgern oder aufregen. Wenn man Probleme mit ins Bett nimmt, begleiten diese uns oft die ganze Nacht. Fernsehen kann auch nachteilig sein, je nachdem, was Sie schauen. Actionfilme z. B. bestehen i.d.R. aus schnellen, bewegten Bildern. Diese sind für das Auge sehr anstrengend. Vor dem Schlafengehen am Computer zu spielen, ist genauso schlecht. Wenn Sie dagegen etwas schauen, das nicht aufregt und nicht anstrengt, ist Fernsehen noch akzeptabel.

Viel besser finde ich aber, vor dem Schlafen gehen, am besten im Bett, noch etwas zu lesen. Aber auch hier bedarf es der Vorsicht. Lesen Sie keine Fach- oder Sachbücher, die zu Ihrem Job gehören oder Sie sehr stark interessieren. Das löst wieder zu viele Gedanken aus, die Sie so schnell nicht loswerden. Ich verrate Ihnen nun ein Geheimnis, man könnte es fast als Outing bezeichnen: Ich lese vor dem Schlafen gehen meistens Comics! Ja wirklich. Und wissen Sie auch, warum mir das beim Einschlafen hilft? Weil diese Comics (z. B. Asterix, Tim und Struppi, LTB) eine irreale Phantasiewelt aufzeichnen, über die ich mir wirklich keine Gedanken machen muss, weil sie eben total irreal ist. Dann lese ich meistens immer wieder die gleichen Hefte aus meiner nunmehr großen Sammlung an Comics. Dies ist meine Art, gut einzuschlafen. Finden Sie Ihre heraus, denn der Schlaf ist sehr wichtig,

Wenn es die Zeit erlaubt (z. B. am Wochenende oder im Urlaub), mache ich auch nachmittags noch ein Schläfchen von 1–2 Stunden. Dabei höre ich meistens Entspannungsmusik. Dadurch kann ich mich meistens ins Land der Träume beamen und entspannen. Natürlich reagiert nicht jeder auf die Musik, aber eben genau das sollten Sie herausfinden. Womit entspannen Sie am besten? Probieren Sie es aus. Es gibt kein Patentrezept.

Versuchen Sie doch mal, sich mittags nach dem Essen aufs Bett zu legen, machen Sie sich Ihre Lieblingsmusik an (oder Entspannungsmusik, Instrumentalmusik), legen Sie sich auf den Rücken und achten Sie auf Ihre Atmung. Atmen Sie bewusst über den Bauch ein, langsam und regelmäßig. Schließen Sie die Augen. Damit kann ich sehr gut entspannen.

Halten wir also fest: Entspannung ist ganz wichtig, sowohl im akuten Zustand als auch zur Vorbeugung. Wie man entspannen kann, sollte jeder selbst ausprobieren. Die erste und vielleicht wichtigste Entspannungsphase ist der nächtliche Schlaf.

## 4.4 Fernöstlicher Ansatz (APM)

Nun kommen wir zu einem wirklich besonderen Kapitel. Es gilt nämlich hier, den Spagat zu schaffen zwischen der Schulmedizin und der Traditionellen Chinesischen Medizin (TCM). Inwiefern gibt es hier Gemeinsamkeiten?

Wie ich in Kapitel 3 beschrieben habe, geht die Schulmedizin davon aus, dass das vegetative Nervensystem alle Organe im Körper mit Energie versorgt (energetischer Ansatz). Dabei teilen sich zwei

Systeme, nämlich Sympathikus und Parasympathikus die Energieversorgung.

Die TCM geht nun davon aus, dass der Körper von einem Energiepotenzial durchströmt wird, nämlich Qi. Dieses Potenzial wird wieder in zwei Polaritäten eingeteilt, die unterschiedliche Aufgaben im Körper haben, Yin und Yang. Die TCM geht davon aus, dass bei einem gesunden Menschen Yin und Yang im Gleichgewicht sind.

Sehen Sie die Parallele? Ich sehe sie! Vereinfacht dargestellt, könnte man sagen: Was bei den Chinesen Yin und Yang ist, ist im Westen Sympathikus und Parasympathikus.

Die TCM spricht von zwei Polaritäten, wir von zwei Untersystemen des vegetativen Nervensystems. Beide sollen im Gleichgewicht sein, damit der Mensch gesund ist. Glauben Sie, dass das ein Zufall ist? Ich nicht! Deshalb habe ich mich aufgemacht, um eine bestimmte Therapie der TCM auszuprobieren.

### 4.4.1 Akupunkt-Massage nach Penzel

Die Akupunkt-Massage nach Penzel (APM) ist eine Massageart, die nach dem Grundgedanken der chinesischen Akupunktlehre über nervös-reflektorische Wege und segmentale Regulationsmechanismen wirkt. Gemäß der TCM ist unsere Körperoberfläche in Energieleitbahnen aufgeteilt, die sogenannten Meridiane. Über die Meridiane läuft der Energiekreislauf.

Als Ingenieur hat es mich sehr beruhigt zu erfahren, dass die Existenz der Meridiane und des Energiekreislaufs im Jahre 1985 im Pariser Necker-Krankenhaus mit Hilfe von Radiotracern (radioaktive Stoffe, die zur Untersuchung von Stofftransportprozessen eingesetzt werden) nachgewiesen wurde. Das hat mich natürlich nochmals bestärkt, diese Therapieform auszuprobieren.

**Wie wirkt die APM denn nun**? Die APM therapiert den Energiekreislauf, also das Steuerungssystem, das nach Auffassung der Asiaten allen anderen Körpersystemen übergeordnet ist. Nach dieser Vorstellung kann jedes Körpersystem (z. B. das Nerven- oder Muskelsystem) seine Aufgabe nur richtig erfüllen, wenn es in richtigem Maße mit Energie versorgt wird.

Schmerzen, Beschwerden und Krankheiten bestehen u. a. deswegen, weil bestimmte Regionen im Körper mit zu viel oder zu wenig Energie versorgt werden oder die Energie nicht richtig fließen kann. Man könnte also sagen, bei einem Burnout-Patienten ist der Energiefluß massiv gestört, wodurch die Energie ungleichmäßig im Körper verteilt wird und somit Beschwerden verursacht.

**Wie funktioniert die APM?** Bei der Behandlung mit der Akupunkt-Massage nach Penzel streicht man mit einem Massagestäbchen entlang der Meridiane, die einen Energiemangel aufweisen. Ziel der Therapie ist es nun, Hindernisse im Energiefluss zu beseitigen und dafür zu sorgen, dass alle Bereiche mit einer bedarfsgerechten Menge an Energie versorgt werden.

So viel zur Theorie. Nun zur Praxis. Nach ca. 9 Behandlungen bei meinem APM-Masseur, Herrn Peter Reichardt, fühlte ich eine deutliche Leistungssteigerung. Ich selbst würde mein Energieniveau von 60% auf 80% gestiegen sehen. Ein Ergebnis, auf das ich nicht zu hoffen gewagt hätte. Zumal ich anfangs eher eine Verschlechterung feststellte.

Auf meine Frage, warum er an dem einen Tag die einen Meridiane stimuliert und an einem anderen Tag eben andere, habe ich immer eine Antwort bekommen. Aber mal ehrlich, ich kann Ihnen das hier nicht wiedergeben. Dazu ist es zu kompliziert. Also dachte ich mir, wir machen einfach mal ein Interview mit Herrn Reichardt, aus dem Sie hoffentlich erkennen, wie ein erfahrener APM-Masseur einen Burnout-Patienten analysiert und behandelt.

### 4.4.2 Interview

**Frage:** Hallo Herr Reichardt. Danke, dass Sie sich bereit erklären, den Lesern dieses Buches Rede und Antwort zu stehen.

**Antwort:** *Hallo Herr Dengel. Da ich ein großer Fan der Traditionellen Chinesischen Medizin (TCM) bin, woraus auch die APM ihren Ursprung hat, freue ich mich, diese Therapie Ihren Lesern vorstellen zu dürfen.*

**Frage:** Wie viele Burnout-Patienten haben Sie in den letzten Jahren behandelt?

**Antwort:** *Das Krankheitsbild Burnout hat in den letzten Jahren sehr zugenommen. Insbesondere der immer größer werdende Druck auf die Menschen bringt solche Krankheitsbilder mit ihren vielfältigen Symptomen hervor. Allein in den ersten Monaten dieses Jahres haben in unserer Praxis 8 Patienten mit der Diagnose Burnout-Syndrom ihre Behandlung begonnen. Es gibt sicherlich viele Menschen, bei denen die Diagnose noch nicht steht. Es wird auch erst nach konventioneller Hilfe gesucht, was Sie als*

*Betroffener sicher bestätigen können. Außerdem muss erst ein Zugang zu solchen Außenseiter-Therapien, wie es die APM immer noch ist, gefunden werden. Insgesamt kann ich sagen, dass wir sehr guten Erfolg mit der APM bei Burnout-Patienten haben.*

**Frage:** Wie erfahren Sie, welche Behandlung Sie bei dem Burnout-Patienten anwenden sollten?

**Antwort:** *Beim ersten Patientenkontakt wird nach der Anamnese (medizinische Vorgeschichte) der energetische Status ausgetestet. Dann erfolgt eine kurze Besprechung und Verlaufserklärung. Die APM beginnt nun mit der Zweiteilung im Sinne von Yin und Yang. In unserer Therapie, als Wurzelbehandlung, der SAM (Spannungsausgleich-Massage), welche mit dem Therapiestäbchen durchgeführt wird.*

**Frage:** Gibt es Unterschiede in der Behandlung von Burnout-Patienten, oder kann man alle gleich behandeln?

**Antwort:** *Jeder Mensch hat seinen eigenen Energiestatus. Dies wird bei der APM mit verschiedenen Techniken, wie z. B. dem Probestrich, der Pulstastung oder den Sand- und Seidenstrichen ermittelt. Ausgehend von diesem Befund erfolgt nun eine individuelle Behandlung. Meistens jedoch wird in der APM mit der Zweiteilung des Energiekreislaufs begonnen. Je nachdem, welche Reaktionen auf den Therapiereiz folgen, wird die Therapie dann entweder kurz beruhigt (bei sehr starken Erstreaktionen) oder gesteigert, wie Sie selbst ja auch erfahren konnten.*

*Übrigens sprechen die Asiaten von einer vorgeburtlichen Energie, also der Energie, die von Vater und Mutter vererbt wird (wir sprechen dagegen von*

*Genen). Diese Energie wird in den Nieren gespeichert, darum legen die Asiaten großen Wert darauf, diese zu schützen. Ein Grundsatz von ihnen lautet: Leber nie stärken, Nieren nie schwächen. Bei Burnout-Patienten ist meist der Kopf zu stark belastet, was in vielen Fällen durch aufsteigende Leberenergie kommt. Die Leber hat eigentlich eine absteigende Tendenz. Ihr wird auch die Emotion „Wut/Zorn“ zugeteilt. Bei vielen Burnout-Patienten muss deshalb erst die Leber beruhigt werden.*

**Frage:** Warum ging es mir nach den ersten Behandlungen schlechter als vorher? Hat das etwas mit dem Ebbe-Flut-Effekt zu tun?

**Antwort:** *Sie sprechen hier den „Ebbe-Flut-Effekt“ an. Die APM ist im eigentlichen Sinn eine Reiztherapie, d .h., durch den Stäbchenreiz in einem Teilbereich (wie z. B. die Yangtherapie am Rücken) wird* *der Körper angeregt, sich zu ordnen. Dabei kommt es auch anfangs zu Erstverschlimmerungen oder zur Verstärkung der Symptome. Es ist eine normale Reaktion und zeigt an, dass der Körper auf die Therapie anspricht. Nach zwei bis drei Behandlungen ist das meist vorbei und es werden schon erste Besserungen mit mehr Leistungsfähigkeit wahrgenommen.*

**Frage:** Warum sollte ich nach der Behandlung nicht in die Sauna gehen? Womit hängt das zusammen und worauf muss ich noch achten nach der Behandlung?

**Antwort:** *Die Therapie erfolgt ohne Nadeln, d. h., der Therapeut setzt nur Reize auf die Haut. Durch Kalt/Warm-Reize, die ja auch auf der Haut wirken, wird die Regulation des Körpers gestört oder ganz unterbrochen. Deshalb sollten 48 Stunden nach der Therapie keine Reize wie durch Wechselduschen, heiße Bäder,*

*Sauna oder Solarien gesetzt werden. So wird die Therapieregulation nicht gefährdet.*

**Frage:** Wie lange dauert die Behandlung von Burnout-Patienten mit APM bis zu einer nachhaltigen Besserung?

**Antwort:** *Dies hängt davon ab, wie stark die Symptome sind, wie lange man schon darunter leidet und vom Grundstatus der noch vorhandenen Energie. Im Allgemeinen können nach 10–15 Behandlungen gute Resultate eintreten.*

**Frage:** Wie lange hält die Besserung denn an, oder muss ich immer wieder in Behandlung?

**Antwort:** *Es ist sinnvoll, die Intervalle entsprechend dem Therapieverlauf zu verlängern. Meine Erfahrung zeigt, dass man selbst sehr genau spürt, wann eine Auffrischung oder kurze Behandlung not-*

*wendig ist. Der Patient sollte auch seine Lebenssituation überdenken und für sich seine krankmachenden Faktoren prüfen und eventuell ändern.*

**Frage:** Als Burnout-Patient klagte ich überwiegend über körperliche Beschwerden, die nicht auf organischen Störungen beruhten. Können Sie auch Patienten helfen, die mehr psychische Symptome haben, wie z. B. Depressionen?

**Antwort:** *Mit der APM sind auch psychische Störungen zu begleiten. Aber hierbei empfehle ich, wie bei allen Krankheiten nicht ohne ärztliche Begleitung zu behandeln. Bei vielen psychischen Krankheitsbildern ist eine Erstversorgung mit Medikamenten unumgänglich. Hierbei ist eine Zusammenarbeit zwischen Arzt und Therapeut sehr wichtig. Auch sollte die Behandlung nur ein erfahrener APM-Therapeut durchführen, da diese Begleitung sehr energiezehrend ist und der*

*Behandler sich schützen muss.*

**Frage:** Ich bedanke mich im Namen meiner Leser, aber auch persönlich für Ihre Hilfe.

**Antwort:** *Auch ich bedanke mich, dass ich Ihren Lesern die APM vorstellen durfte. Die Behandlung mit und an Ihnen ist durch großes Interesse und Neugierde Ihrerseits immer ein Highlight. Ich hoffe, die APM wird Ihnen weiterhin so gut helfen. Für Ihr Buch wünsche ich Ihnen viel Erfolg, und dass es vielen Menschen einen Weg aus der Burnout-Krise zeigen wird. Alles Gute und Gesundheit, Ihr APM-Therapeut Peter Reichardt.*

# 5 Vorbeugung

Ein Burnout-Syndrom kann jederzeit wieder auftreten. Ob Sie es nun schon hatten oder kurz davor stehen, es gibt bestimmte Verhaltensmuster und Geisteshaltungen, die eine vorbeugende Wirkung haben. Wenn Sie Abb. 1 betrachten, sehen Sie, dass jede Vorbeugung zum Ziel haben muss, entweder (unnötige) Belastung wegzunehmen oder für ausreichende Entlastung zu sorgen. Wie das meiner Meinung nach am besten geht, lesen Sie nachfolgend. Aber ich sage ,Ihnen gleich, Sie brauchen viel Disziplin, um alles umzusetzen. Auch ich arbeite immer noch daran, diese Verhaltensmuster in den Alltag zu integrieren.

## 5.1 Entspannung durch Achtsamkeit

Unter Achtsamkeit versteht man in der Psychologie eine Grundhaltung. Normalerweise sind wir gewohnt, ständig zu denken, zu planen, zu handeln und zu reagieren, anstatt einfach nur zu sein, im Kontakt mit dem Augenblick, im vollen Kontakt mit dem, was wir sehen, fühlen und hören. Der Kontakt mit den Sinnen und das Verweilen im Augenblick galten seit jeher als heilsam. Prof. Jon Kabat-Zinn gilt als einer der Erfinder der „Mindfulness Based Stress Reduction (MBSR)“, also der auf der Achtsamkeit basierenden Stressreduktion. Im Literaturverzeichnis finden Sie dazu mehrere Werke. Ich möchte Ihnen hier eine kurze Einführung geben.

Die Achtsamkeitstheorie gründet sich auf mehrere Tugenden, durch die man im Alltag für Entspannung in Situationen sorgen und somit Stress vermeiden kann. Die Vollendung der Achtsamkeitstheorie besteht für mich letztlich in der Meditation.

Ich gebe zu, dass ich selbst noch nicht bis zur regelmäßigen Meditation vorgedrungen bin. Meditation ist nach Kabat-Zinn aktives Nicht-Tun! Das ist ungemein schwierig und erfordert längeres Training. Wenn wir das in der Klinik geübt haben, habe ich die Meditation als ungemein entspannend erlebt. Sie im Alltag dann alleine umzusetzen, ist mir aber bislang nicht gelungen.

Bei den Tugenden sieht es eigentlich besser aus. Diese, sofern ins Bewusstsein übergegangen, kann man ohne großen Aufwand im Alltag umsetzen. Lassen Sie mich also nun die Tugenden der Achtsamkeit aufzählen:

## Nicht-Beurteilen

Der Mensch neigt dazu, ständig zu bewerten. Wir haben eine automatische Tendenz, alles in gut–böse, stark–schwach, aktiv–passiv, angenehm–unangenehm etc. einzuteilen. Viele Menschen bewerten sogar meistens negativ, was noch problematischer ist. Positive und negative Bewertungen lösen Gefühle und Stimmungen aus. Nicht bewerten, bis man die Fakten kennt, ist die bessere Wahl. Ich möchte dazu 2 Beispiele nennen.

Stellen Sie sich vor, Sie bleiben auf dem Seitenstreifen der Autobahn mit Ihrem Auto stehen, weil die Hochdruckpumpe ausgefallen ist. Die meisten Menschen würden dies so bewerten: „Warum muss gerade mir das passieren?“, oder: „So viel Pech kann auch nur ich haben.“.

Wie fühlen Sie sich dann? Natürlich schlecht. Dabei können Sie ja persönlich gar nichts dafür. Ihre Bewertung gibt Ihnen aber indirekt die Schuld. Warum also nicht nicht bewerten und das Ereignis einfach als zufälliges ohne größere Folgen hinnehmen?

Zu meinem 40. Geburtstag hatte mir ein guter Freund doch tatsächlich nicht gratuliert. Zuerst war ich sauer, dann erinnerte ich mich an die Tugend „Nicht-Beurteilen“ und sagte mir: „Wer weiß, warum er nicht an meinen Geburtstag gedacht hat. Er wird schon seinen Grund gehabt haben.“ Folglich war ich auch nicht mehr sauer, sondern eher gespannt. Ein paar Tage später habe ich dann erfahren, dass er an meinem Geburtstag am Knie operiert wurde.

Sie sehen hoffentlich daran, dass eine nicht wertende Haltung gegenüber den eigenen Erfahrungen und dem eigenen Erleben negative Gefühle vermeiden kann.

## Nicht-Greifen

Die meisten Menschen haben ständig irgendwelche Dinge vor, verfolgen Ziele, entwickeln Lösungen, nehmen Katastrophen vorweg oder wollen irgendetwas zu Ende bringen. Nicht-Greifen bedeutet nicht, dass man das gar nicht mehr machen soll. Aber muss man es ständig machen? Kann man nicht einmal eine halbe Stunde im Hier und Jetzt verweilen, ohne nach gewissen Dingen und Zielen in der Zukunft zu greifen?

Dem Fluss des Lebens vorauszulaufen oder ihn festhalten zu wollen, bedeutet Stress. Bleiben Sie gedanklich im jeweiligen Augenblick. Stellen Sie keine Erwartungen an die Zukunft. Das geht natürlich am besten in der Meditation. Aber auch im Alltag sollte man gedanklich nicht zu lange und detailliert in der Zukunft verweilen, sondern in der Gegenwart, im Augenblick bleiben.

## Loslassen

„Fang bei Dir an und lass Dich", sagte Meister Eckhart. Die meisten Menschen haften an Gewohnheiten, halten fest an Wünschen, Vorstellungen und Plänen.

Mein Studium habe ich konsequent verfolgt und sehr gut abgeschnitten. Nichts anderes würde ich auch meinem Sohn empfehlen. Wenn man aber schon beim Vordiplom Probleme hat, sollte man überlegen, ob man an dem Studium bzw. der Fachrichtung festhalten muss.

„Loslassen“ bedeutet also:

- nicht an Dingen festzuhalten, die man nicht haben kann,
- nicht an Dingen festzuhalten, die vergehen (z. B. an Erinnerungen festhalten),
- nicht an Dingen festzuhalten, die nicht an der Reihe sind (muss man sonntags morgens schon über die kommende Arbeitswoche grübeln?).

## Geduld

„Geduld ist eine Tugend“, sagt schon der Volksmund. Aber es stimmt: Geduld ist eine Tugend der Achtsamkeit. Und diese geht sogar noch weiter. In der Achtsamkeit geht es nicht nur darum, in Situationen Geduld zu wahren, sondern auch bewusst zu verlangsamen. Das Zauberwort heißt hier „Entschleunigung“.

Die Menschen sind oft ungeduldig. Schauen Sie sich um. Ob es im Supermarkt vor der Kasse ist, beim Einparken, bei der Arbeit oder beim Erreichen von Zielen. Dadurch machen wir uns selbst Stress. Wir regen uns auf, warum etwas nicht schneller geht, statt im Augenblick zu verweilen und die Wartezeit gelassen hinzunehmen (zumal dann, wenn man sie eh nicht ändern kann).

Ich möchte Ihnen zwei Beispiele aus meinem Leben nennen:

- Als ich während meines Klinikaufenthalts 2007 mit einem Mitpatienten in einen Supermarkt ging, um noch ein paar Besorgungen zu machen, fragte er mich, warum ich denn so renne. Ich schaute ihn überrascht an, bemerkte aber dann, dass er absolut recht hatte. In den letzten Jahren, in denen ich meistens samstags meine Einkäufe gemacht hatte, war ich wohl wie „Schumi“

durch den Supermarkt gerannt. Warum, fragte ich mich natürlich. Weil ich einfach durch meine Arbeit und durch mein ständiges Funktionieren-Wollen unter einer hohen Anspannung gestanden hatte. *Wer immer Vollgas gibt, merkt gar nicht, wenn er in eine 30er Zone kommt.*

- Als ich das erste Mal von der Achtsamkeit und der Tugend Geduld und Entschleunigung hörte, fiel mir sofort meine Büroarbeit ein. Sie müssen wissen, dass ich meistens im Außendienst bei Kunden bin und dort muss ich zwar besonnen, aber auch hochkonzentriert und schnell arbeiten. Meistens arbeite ich an mehreren PCs gleichzeitig. Und was mache ich, wenn ich einen Bürotag habe? Ich mache mir den gleichen Stress, arbeite an mehreren Dingen gleichzeitig und nehme mir wesentlich mehr Punkte vor, als ich jemals an diesem Tag schaffen könnte. Auch hier gilt es zu entschleunigen. Im Büro macht mir niemand Stress, außer ich selbst. Darum gehe ich es jetzt etwas ruhiger an, erledige einen Punkt nach dem anderen und gönne mir zwischendurch mal einen Kaffee.

Sie sehen daran, wo es zum Beispiel sinnvoll sein könnte, zu entschleunigen. Wenn Sie mal überlegen, wo Sie selbst entschleunigen können, werden Sie sicherlich das ein oder andere finden.

Zum Thema Geduld und Entschleunigung fällt mir noch eine wichtige Sinnesempfindung ein: **Genuss**. Genuss braucht nämlich Zeit und geht nicht im Vorbeigehen. Der typische Burnout-Patient genießt zu wenig oder gar nicht mehr, weil er sich keine Zeit dafür nimmt. Ziel ist es also, bei einer positiven Sinnesempfindung zu entschleunigen, zu verlangsamen, damit wir den oder die Augenblicke genießen können. Mit welchem Sinnesorgan wir genießen, ist dabei unerheblich. Hauptsache, wir genießen und nehmen uns die Zeit dazu.

Genießen Sie ein tolles Essen, ein Gläschen Wein, die warme Luft auf Ihrer Haut, die Berührungen Ihres Partners und vieles mehr. Aber denken Sie immer daran: Genuss braucht Zeit!

Abschließend will ich noch bemerken, dass gerade der Burnout-Patient sehr viel Geduld braucht. Was man in mehreren Jahren kaputt gemacht hat, kann man nicht in ein paar Wochen wieder richten.

## Akzeptanz

Diese Tugend kann man natürlich oft im Alltag anwenden. Aber insbesondere für den Burnout-Patienten ist die Tugend Akzeptanz sehr wichtig. Er muss als Erstes akzeptieren, dass er ein Burnout-Syndrom hat und es erst mal so nehmen, wie es momentan ist. Das heißt nicht, dass man nichts dagegen tun soll, sondern dass man die Tatsache an sich akzeptiert. Auch die Symptome, die einen immer wieder begleiten, sollte man als natürliche Zeichen des Körpers akzeptieren. Wenn man sich jedes Mal aufregt, wenn ein Symptom stärker wird, verliert man sich in negative Gedanken und die Symptome werden meist noch stärker. Besser ist es, man akzeptiert sie und handelt entsprechend.

Nehmen Sie die Dinge und die Menschen, wie sie sind, und verzichten Sie auf:

- Hetzen und Eilen
- Einengende Hoffnung auf Ereignisse
- Selbstmitleid und Jammern
- Grübeln über andere
- Versuche, alles auf einmal zu ändern
- Versuche, einer Kuh die Last eines Ochsen aufzulegen
- die schmerzliche Zuspitzung von Dingen

*„Es ist, als lägen wir vor dem Morgengrauen im Bett und hörten Regen auf das Dach prasseln. Dieses einfache Geräusch kann enttäuschend sein, wenn wir ein Picknick geplant haben.*
*Es kann aber auch erfreulich sein, weil unser Garten so trocken ist.*
*Doch der achtsame Geist macht keinen Unterschied von Gut und Böse. Er hört den Klang, ohne etwas hinzuzufügen oder wegzulassen, ohne Urteile über freudig oder traurig zu fällen." (Nach Pema Chödrön)*

## Vertrauen

Vertrauen fängt vor allem bei sich selbst an. Vertrauen Sie darauf, dass Ihre innere Stimme es gut mit Ihnen meint. Vertrauen Sie darauf, dass Ihr Körper Ihnen die richtigen Signale sendet. Vertrauen Sie darauf, dass Sie wieder gesund werden.

Auch hierzu möchte ich zwei Beispiele nennen:

Bei einem Waldspaziergang hatte ich mir wohl eine Zecke eingefangen. Morgens unter der Dusche spürte ich an einer Stelle am Körper, die ich nicht ohne Spiegel einsehen kann, dass irgendwas nicht in Ordnung war. Nach Abtasten der Stelle hatte ich die Zecke in der Hand, die noch sehr klein war. Was war passiert? Mein Körper (Nervensystem) hatte mir mitgeteilt, dass an einer Stelle des Körpers etwas nicht in Ordnung war. Nur so konnte ich den Angreifer entdecken. Und darauf sollten Sie vertrauen.

Wenn ich erkältet bin, habe ich Tage, an denen ich mich sehr schwach fühle. Was ist passiert? Mein Körper sendet das Signal aus, mich auszuruhen, weil er alle Kraft braucht, um gegen Erreger zu kämpfen. Ein natürlicher Vorgang. Vertrauen Sie darauf, dass er weiß, was zu tun ist. Und wenn er Unterstützung braucht, merken Sie auch das.

## Mitgefühl

Auch das Mitgefühl fängt erst mal bei sich selbst an. Haben Sie Mitgefühl mit sich selbst. Aber verwechseln Sie bitte nicht Mitgefühl mit Mitleid. Sie sollen ja nicht leiden, weder mit sich noch mit anderen. Mitleiden kostet sehr viel Energie. Mit Mitgefühl nehmen Sie sich und andere so an, wie sie sind, mit all ihren Schwächen.

Mitgefühl ist sicher auch eine Grundlage für Glück. Mit sich selbst mitzufühlen, mit sich befreundet sein, ist wohl eine der Voraussetzungen für Glück.

„Wir können noch so weit fahren, um das Glück zu suchen. In der Fremde werden wir es nicht finden. Wir werden es nicht bei anderen Menschen finden, nicht im Beruf, nicht im Erfolg, nicht im Reichtum. Es ist nur in uns.“ (Pater Anselm Grün)

Dazu möchte ich noch ergänzen, dass meiner Meinung nach Glück im Kopf entsteht. Dazu aber im nachfolgenden Abschnitt mehr.

## Humor

„Lachen ist gesund." Diese Volksweisheit kennt bestimmt jeder. Doch Humor erzeugt Lachen in Situationen, wo vielleicht nicht jeder lachen kann. Warum kann das hilfreich sein? Es verhindert negative Gefühle. Dadurch, dass man sich nicht so wichtig nimmt und über sich selbst lachen kann, geht man negativen Gedanken und Gefühlen erst mal aus dem Weg.

Wenn man Sie angreift oder kritisiert, schlimmstenfalls in Gegenwart anderer („Hast Du aber eine Wampe!"), können Sie das persönlich nehmen und beleidigt abziehen, direkt zum gegnerischen Tiefschlag ausholen oder Humor beweisen („Die hat ja auch viel Geld gekostet!"). Achtsamkeit in diesem Sinne heißt, sich humorvoll über die Dinge zu stellen und sich dennoch zu freuen über die Dinge der Welt.

### Zusammenfassung

Die Theorie der Achtsamkeit, die ich wirklich nur ganz kurz angerissen habe, kann Ihren Alltag „entspannen“. Sie können mit den Tugenden der Achtsamkeit Situationen entspannen, Stress vermeiden und das Leben mehr genießen. Diese Tugenden sollte man sich immer wieder vor Augen halten, denn es dauert erfahrungsgemäß, bis sie in Fleisch und Blut übergehen.

## 5.2 Positives Denken

Positives Denken ist nun bestimmt nichts Neues. Und dass positives Denken besser ist als negatives, ist auch allgemein bekannt, Aber seien wir doch mal ehrlich: Wer von uns denkt schon immer positiv, und wie macht man das eigentlich?

Genau hier möchte ich ansetzen. Für mich ergibt sich positives Denken automatisch aus einer gewissen Geisteshaltung.

Aber welche Geisteshaltung muss man einnehmen, um überwiegend positiv denken zu können? Hier wird es mit Sicherheit nun etwas schwieriger.

Für mich spielen der Glaube und das Wissen eine ganz wesentliche Rolle.

## Glaube

„Der Glaube kann Berge versetzen", heißt es. Es müssen ja nicht gleich Berge sein, aber dass der Glaube hilft, ein Ziel zu erreichen, ist unbestritten. Aber an was soll man glauben? An Gott?

Wenn es Ihnen gelingt, dann glauben Sie auch an Gott. Ich persönlich glaube an Gott, aber auf eine andere Art und Weise, als es die Kirche predigt. Der wichtigste Glaube für mich ist allerdings der Glaube an sich selbst! Für *Neale Donald Walsch* ist das allerdings dasselbe (siehe Literaturverzeichnis: Gespräche mit Gott). Für mich auch! Ich glaube daran, dass Gott uns bereits die Macht und die Mittel gegeben hat, uns selbst zu helfen. Sie müssen es nur tun. Und das geht nun mal einfacher, wenn Sie fest daran glauben.

Wenn Sie daran glauben, dass Gott Sie bedingungslos liebt, weil Sie sein Geschöpf sind, sind Sie dann nicht nicht mehr so einsam wie zuvor? Mir geht es jedenfalls so.

Wenn Sie daran glauben, dass Gott nun wahrlich kein Dummkopf ist und im Menschen sein vollkommenstes Werk geschaffen hat – schafft das nicht Vertrauen in sich selbst?

Ob Sie nun aber an Gott glauben oder nicht, bitte glauben Sie an sich! Nur so schafft man es meiner Meinung nach, überwiegend positiv durchs Leben zu gehen. Der Glaube an Gott kann dabei sehr hilfreich sein.

## Wissen

Das Wissen um eine Erkrankung hilft vielen Menschen, weil sie dann wissen, was sie erwartet. Die meisten Menschen lieben keine Überraschungen. Mir geht's persönlich auch so. Bei meiner ersten

Burnout-Krise war ich mental sehr bedrückt, weil ich überhaupt nicht wusste, was da mit mir vorging. Das verschlimmerte natürlich die Symptome. Aber ich hatte weder den Glauben, dass ich selbst in der Lage bin, mir zu helfen, noch das Wissen und die Erfahrung mit dem Syndrom. Heute ist ein Burnout-Syndrom für mich nichts Schlimmes mehr, wenn auch sehr lästig. Für viele andere Burnout-Patienten ist es dagegen eine Katastrophe, und ich behaupte, dass das auch deshalb so ist, weil sie nicht genug darüber wissen. Ich hoffe, mein Buch konnte dazu beitragen, diese Wissenslücke bei dem ein oder anderen zu schließen.

Letztlich ist es natürlich eine reine Kopfsache. Aber wenn es Ihnen gelänge, Ihre Geisteshaltung im Sinne von Abschnitt 5.1 und 5.2 zu ändern, also mit anderem Bewusstsein durchs Leben zu gehen, dann würden Sie auch mit einem Burnout-Syndrom viel besser umgehen können und zukünftig viel weniger gefährdet sein, wieder darunter zu leiden. Ich behaupte sogar, dass man sein Leben damit erfolgreicher und glücklicher gestalten kann.

## 5.3 Sport

In vorausgegangenen Kapitel haben wir schon erfahren, dass Ausdauersport einen direkten Einfluss auf das parasympathische Nervensystem hat und somit beim Stressabbau hilft.

Wie viel und welchen Sport sollte man nun machen, um einem Burnout-Syndrom vorzubeugen? Hilfreich ist es, wenn Sie 3 Mal die Woche eine der folgenden Sportarten praktizieren:

- Joggen 45 Minuten
- Walken 90 Minuten
- Schwimmen 30 Minuten
- Fahrrad fahren 120 Minuten

Alles aber immer so ausführen, dass es Ihnen angenehm vorkommt. Entscheidend ist nicht die Stärke, sondern die Dauer.

Insgesamt kann man sagen, dass zu viel Sport genauso ungünstig sein kann wie zu wenig. Der Marathonläufer durchflutet sein Nervensystem natürlich mit Neurotransmittern und fühlt sich gut dabei. Aber wissen Sie auch, dass man viel Sport auch abtrainieren muss? Wer z.B. 3 Mal die Woche 20 km läuft und dann ruckartig damit aufhört, der sollte sich nicht wundern, vegetative Probleme zu bemerken, wie Schlaflosigkeit, Nervosität, Unruhe, Kreislaufprobleme, Schwindelanfälle u. v. m. Sie können dem Nervensystem nicht erst eine hohe Dosis an Neurotransmittern zuführen, bis es sich daran gewöhnt hat, und dann einfach damit aufhören. Das kann problematisch sein.

Also auch hier bitte nicht übertreiben, sondern regelmäßig für ausreichend Bewegung sorgen, am besten an der frischen Luft. Damit unterstützen Sie aktiv Ihr Nervensystem und sind belastbarer.

## 5.4 Ernährung

Gesunde Ernährung ist wichtig. Das wissen wir alle. Aber inwieweit beeinflusst die Ernährung einen Burnout-Zustand?

Eins vorneweg: Ich bin kein Ernährungsberater und werde es wohl auch nie. Ich gehöre auch eher zu den Menschen, die sich dank ihrer Außendiensttätigkeit eher ungesund ernähren. Ich kann auch hier nur von meinen Erfahrungen berichten.

Im **akuten Burnout** nutzt auch die gesunde Ernährung nicht mehr viel. Hier ist vielmehr das WIE als das WAS entscheidend. Lassen Sie mich erklären: Als Burnout-Patient ist es nachteilig, wenn Sie Ihren Magen zu sehr belasten. Das fordert den Kreislauf zu stark und kostet Energie. Essen Sie deshalb lieber öfter und weniger, nicht zu heiß (der Magen muss die Temperatur ausgleichen) und vor allem nicht zu viel und schwer verdaulich. Das belastet den Kreislauf weniger und Sie fühlen sich besser. Also: Es ist wichtiger, wie Sie essen, als was Sie essen.

Vorbeugend würde ich empfehlen, vitaminreich zu essen und mindestens 2 Liter am Tag zu trinken. Wichtig für das vegetative Nervensystem sind vor allem die B-Vitamine. Bananen enthalten z. B. sehr viel B-Vitamine und gelten allgemein als Stresskiller (eine Banane enthält schon ca. 30 % des täglichen Durchschnittsbedarfs an B6-Vitaminen).

Einen indirekten Zusammenhang zwischen Ernährung und Burnout sehe ich aber auch noch: Die Ernährung beeinflusst ganz entscheidend das Immunsystem. Zwischen Immunsystem und vegetativem Nervensystem gibt es komplizierte Zusammenhänge, die in einem eigens dafür geschaffenen Forschungszweig, der *Psycho-Neuro-Immunologie*, erforscht werden. Ich selbst konnte mehrmals feststellen, dass mein Energieniveau während der Burnout-Therapie durch Grippeerreger, Viren oder Allergien stark belastet wurde. Ich glaube, dass die Aktivierung des Immunsystems im Körper Priorität hat und deshalb ein Maximum an Energie vom vegetativen Nervensystem zum Immunsystem wandert. Nur so kann ich mir den Energieabfall, der mich manchmal bis zur Arbeitsunfähigkeit brachte, erklären. Wenn man dies weiß, weiß man natürlich auch, dass eine gesunde Ernährung ein stärkeres Immunsystem zu Folge hat, weil es das vegetative Nervensystem weniger belasten muss.

Ich halte also fest, dass für mich die Ernährung eine überwiegend indirekte Wirkung auf das vegetative Nervensystem hat. Das soll aber die Wichtigkeit einer gesunden und ausgewogenen Ernährung keineswegs schmälern.

## 5.5 Zeitmanagement

Der Begriff Zeitmanagement ist Ihnen bestimmt auch bekannt. Aber landläufig geht man davon aus, dass dies nur etwas für Manager, Selbständige und Führungskräfte ist. Aber weitgefehlt. Meiner Meinung nach ist ein gesundes Zeitmanagement für jeden Menschen wichtig, um Burnout vorzubeugen.

Als Beispiel möchte ich hier eine berufstätige Mutter mit zwei schulpflichtigen Kindern anführen (gilt aber auch für die meisten anderen Mütter). Haben Sie eine Ahnung, wie der Tagesablauf dieser Mutter aussieht? Vielleicht ist es ihr nicht bewusst, aber was sie tagtäglich macht (Einkaufen, Haushalt, Kinder hin- und herfahren, Arbeiten, Kochen, Waschen etc.) ist ohne Zeitmanagement gar nicht möglich. Für mich sind Mütter *Familienmanagerinnen*.

Übrigens, ich denke, ein Buch zu schreiben speziell für Burnout bei Frauen ist vielleicht nicht unbedingt notwendig. Aber erwähnen möchte ich doch die fehlende Akzeptanz in der Bevölkerung für Frauen mit Burnout. Wenn ein Mann über Symptome klagt, heißt es schnell: Der hat zu viel gearbeitet! Wenn eine (Haus-)Frau über Symptome klagt, fragen sich die meisten, woher das kommen mag. Ich kann Ihnen sagen, in den Kliniken sind mindestens genauso viele Frauen wie Männer. Und das hat seinen Grund.

Beim Zeitmanagement ist wichtig, dass die Termine und Aufgaben ausreichend Luft dazwischen haben. Sonst setzen Sie sich selbst unter Druck. Manchmal muss man auch mal Nein sagen, um sich nicht zuviel Druck aufzubauen. Und vor allem vergessen viele, sich auch Termine für sich (die Entspannung) einzutragen.

Versuchen Sie auch bitte, seriell zu arbeiten, also eins nach dem anderen zu erledigen. Während das unbewusste Nervensystem zwar ständig parallel arbeitet (also gleichzeitig Aufgaben erledigt), mag das bewusste Nervensystem das überhaupt nicht. Sie machen sich Stress, wenn Sie versuchen, mehrere Dinge gleichzeitig zu erledigen.

# 6 Schlussgedanke

Bevor ich dieses Buch nun beende, möchte ich Ihnen noch ein paar Dinge mit auf den Weg geben. Zunächst aber bin ich Ihnen noch eine Antwort schuldig.

Der Titel des Buches heißt ja „**Burnout-Syndrom – Krise oder Chance?**“. Dass ein Burnout-Syndrom für den Betroffenen zunächst eine mitunter schwere Krise bedeutet, kann ich Ihnen aus eigener Erfahrung bestätigen. Aber ist es möglich, aus dieser Krise eine Chance zu machen? Ich behaupte: Ja, das ist möglich.

Der erste Schritt ist sicherlich, zu verstehen, was ein Burnout-Syndrom ist. Danach muss man es in den Griff bekommen, so dass die Symptome erträglich sind. Dazu habe ich einiges geschrieben. Entscheidend ist aber, dass Sie Ihr Bewusstsein und Ihre Geisteshaltung grundlegend ändern. Sehen Sie Ihr Burnout als eindeutiges Zeichen Ihres Körpers, etwas zu verändern. Wenn alles optimal für Sie gelaufen wäre oder läuft, würden Sie wahrscheinlich nicht dieses Buch lesen. Also akzeptieren Sie diese Botschaft und ändern Sie Ihr Bewusstsein. Damit sind meistens umfangreiche Änderungen in Ihrem Leben verbunden.

Viele Menschen haben Angst vor Veränderungen. Dabei sind Veränderungen ganz natürlich. Sehen Sie, die Erde dreht sich fortan, Ihr Herz schlägt Tag und Nacht, die Atome sind ständig in Bewegung. Und was ist Bewegung? Wenn Sie sich von A nach B bewegen, verändern Sie Ihre Position. Also ist Bewegung auch immer Veränderung. Wenn alles ständig in Bewegung ist, dann ist das Leben = Bewegung und Bewegung = Veränderung und somit das Leben = Veränderung.

Also haben Sie keine Angst, wenn sich Ihr Leben verändert. Es ist ganz natürlich. Achten Sie aber auf die Richtung, in die Sie gehen. Wenn Sie Ihr Bewusstsein im Sinne der Achtsamkeit ändern, haben Sie mehr Lebensqualität. Wenn Sie Ihre Verhaltensmuster analysieren und die mit negativen Auswirkungen abstellen, haben Sie weniger Probleme. Wenn Sie an sich glauben, werden Sie erfolgreicher. Wenn Sie an Gott glauben, sind Sie nie mehr alleine.

Wenn Sie das verstanden haben, können Sie aus Ihrer Krise eine Chance machen und Ihr Leben verändern. Ich habe das getan! Und obwohl ich immer noch ab und an mit Burnout-Symptomen zu tun habe und noch keine 100 % auf der Energieskala habe, geht es mir besser denn je. Warum sollten Sie nicht auch das können, was ich konnte? Sie müssen nur daran glauben, dann schaffen Sie es.

Fangen Sie an, das hier Gelernte konsequent umzusetzen. Nicht alles auf einmal, aber nach und nach, Schritt für Schritt. Sorgen Sie für mehr Gelassenheit, mehr Entspannung und einen gesünderen Rhythmus. Akzeptieren Sie, dass die meisten Ihrer Mitmenschen Sie nicht verstehen werden. Seien Sie ihnen nicht böse, denn sie wissen es nicht besser oder können es nicht verstehen. Arbeiten Sie an sich und versuchen Sie nicht, die anderen zu ändern. Gehen Sie Ihren Weg, aber weisen Sie Hilfe von anderen nicht kategorisch ab. Dann werden auch Sie aus einer Burnout-Krise eine Chance machen können. Ich wünsche Ihnen dabei viel Erfolg.

Ob Ihnen mein Buch nun helfen konnte, interessiert mich natürlich. Sie haben deshalb die Möglichkeit unter **www.burnout-buch.de** Ihre Meinung zum Buch kundzutun und sich mit anderen Lesern auszutauschen. Ich kann auch Kritik vertragen, keine Angst. Zögern Sie bitte nicht, sich zu äußern. Ich freue mich über jede Rezension. Außerdem finden Sie auf der Homepage auch weitere Links zum Thema.

# 7 Literaturverzeichnis

Folgende Bücher habe ich selbst gelesen und halte sie für sehr hilfreich im Zusammenhang mit Burnout.


| Titel | Autor | ISBN |
|---|---|---|
| Der kranke Gesunde | Hans Lieb, Andreas von Pein | 3-89373-346-9 |
| Das Geheimnis der Selbstheilung: Wege zu einem starken Immunsystem | Nina Ruge, Lutz Bannsch | 3-54836-964-2 |
| Die heilende Kraft der Achtsamkeit | Jon Kabat-Zinn | 3-92419-577-3 |
| Gespräche mit Gott. Band 1: Ein ungewöhnlicher Dialog | Neale Donald Walsch | 3-44221-786-5 |
| Vital und gesund durch den Alltag | Sascha Nicolas Dengel | 978-3-839107-74-4 |

# 8 Stichwortverzeichnis

## A



## B



## C



## D

**E**



**F**



**G**



**K**



**L**



**M**

**N**



**P**



**R**



**S**

**U**



**V**



**Z**

## Weitere Bücher des Autors:

**Vital und gesund durch den Alltag!**

.... oder wie Sie Erschöpfung und Müdigkeit in den Griff bekommen.

Dieses Buch ist ein Ratgeber für alle, die sich erschöpft und müde fühlen. Als ehemaliger Burnout-Betroffener war der Autor gezwungen, sich mit Erschöpfungszuständen zu beschäftigen. Woher nehmen wir unsere Energie für den Alltag? Wo geht sie verloren, und wie kann ich sie wieder einfangen?

Auf diese und andere Fragen findet der Autor Antworten. Von der Leberreinigung über den Säure-Basen-Haushalt bis hin zur Ernährung nach den 3 W's erklärt der Autor Verfahren und Strategien, wie man zu mehr Vitalität und größerer Gesundheit gelangt.

Seiten: 96, Paperback, 9,90 €

ISBN: 9-783839-107744